Pierre-Emmanuel Bouet
Philippe Descamps
Loïc Sentilhes

Prise en charge chirurgicale des hémorragies du post-partum

Pierre-Emmanuel Bouet
Philippe Descamps
Loïc Sentilhes

Prise en charge chirurgicale des hémorragies du post-partum

Enquête nationale sur les connaissances théoriques et pratiques des gynécologues-obstétriciens et des internes

Presses Académiques Francophones

Impressum / Mentions légales

Bibliografische Information der Deutschen Nationalbibliothek: Die Deutsche Nationalbibliothek verzeichnet diese Publikation in der Deutschen Nationalbibliografie; detaillierte bibliografische Daten sind im Internet über http://dnb.d-nb.de abrufbar.

Alle in diesem Buch genannten Marken und Produktnamen unterliegen warenzeichen-, marken- oder patentrechtlichem Schutz bzw. sind Warenzeichen oder eingetragene Warenzeichen der jeweiligen Inhaber. Die Wiedergabe von Marken, Produktnamen, Gebrauchsnamen, Handelsnamen, Warenbezeichnungen u.s.w. in diesem Werk berechtigt auch ohne besondere Kennzeichnung nicht zu der Annahme, dass solche Namen im Sinne der Warenzeichen- und Markenschutzgesetzgebung als frei zu betrachten wären und daher von jedermann benutzt werden dürften.

Information bibliographique publiée par la Deutsche Nationalbibliothek: La Deutsche Nationalbibliothek inscrit cette publication à la Deutsche Nationalbibliografie; des données bibliographiques détaillées sont disponibles sur internet à l'adresse http://dnb.d-nb.de.

Toutes marques et noms de produits mentionnés dans ce livre demeurent sous la protection des marques, des marques déposées et des brevets, et sont des marques ou des marques déposées de leurs détenteurs respectifs. L'utilisation des marques, noms de produits, noms communs, noms commerciaux, descriptions de produits, etc, même sans qu'ils soient mentionnés de façon particulière dans ce livre ne signifie en aucune façon que ces noms peuvent être utilisés sans restriction à l'égard de la législation pour la protection des marques et des marques déposées et pourraient donc être utilisés par quiconque.

Coverbild / Photo de couverture: www.ingimage.com

Verlag / Editeur:
Presses Académiques Francophones
ist ein Imprint der / est une marque déposée de
AV Akademikerverlag GmbH & Co. KG
Heinrich-Böcking-Str. 6-8, 66121 Saarbrücken, Deutschland / Allemagne
Email: info@presses-academiques.com

Herstellung: siehe letzte Seite /
Impression: voir la dernière page
ISBN: 978-3-8381-7315-3

ENQUETE NATIONALE SUR LES CONNAISSANCES THEORIQUES ET PRATIQUES DES GYNECOLOGUES-OBSTETRICIENS ET DES INTERNES CONCERNANT LA PRISE EN CHARGE CHIRURGICALE DES HEMORRAGIES DU POST-PARTUM

Abréviations

HPP : hémorragie du post-partum

G-O : gynécologie-obstétrique

CES : Certificat d'études spécialisées

LAU : ligature des artères utérines

TL : triple ligature de Tsirulnikov

LAH : ligature des artères hypogastriques

SUD : stepwise uterine devascularisation

Cloi.Ut. : cloisonnement utérin

Hyst.Hémo. : hystérectomie d'hémostase

Tampon.IU : tamponnement intra-utérin

TABLE DES MATIERES

Introduction

L'hémorragie de la délivrance (HPP) est encore aujourd'hui responsable du décès de 150 000 femmes par an soit 25% des 600 000 décès maternels annuels dans le monde (1). Quatre vingt dix neuf pour cent des décès dans le post-partum surviennent dans les pays en voie de développement. Dans les pays d'Afrique où les études sont possibles, la mortalité maternelle est voisine de 1% et les taux de complications maternelles graves après l'accouchement sont d'environ 6%. Près de la moitié de ces complications sont liées à des problèmes hémorragiques (1-2). Dans les pays développés, la mortalité maternelle est 100 fois inférieure à celle des pays en voie de développement. Cette amélioration a été progressive au cours du XXème siècle et semble stagner depuis la fin des années 1980 avec en moyenne 6,9 décès pour 100 000 naissances (3).

L'HPP reste la première cause de mortalité maternelle dans les pays en voie de développement : 33,9% des décès maternels en Afrique, 30,8% en Asie et 20,8% dans les pays d'Amérique Latine et les Caraïbes (1). Dans les pays développés, elle n'est maintenant qu'en deuxième ou troisième position, les complications hypertensives et thrombo-emboliques apparaissant au premier plan (1-2) sauf en France où l'HPP reste cependant toujours la première cause de mortalité maternelle, puisqu'elle est responsable d'environ 17% des décès (2). Il semblerait que 90% des cas de mortalité maternelle par HPP soient évitables, puisque ces décès seraient secondaires en grande partie à un retard de diagnostic, un retard de prise en charge ou une insuffisance du traitement (2-4). Les facteurs de risque des HPP (pertes sanguines estimées > 500 ml) et des HPP sévères (pertes sanguine estimées > 1000 ml) sont aujourd'hui bien identifiés (Tableau 1) (5).

Les clés de la prise en charge résident en la rapidité du diagnostic et de la mise en œuvre des moyens pour contrôler l'hémorragie.

L'embolisation artérielle doit être privilégiée en cas d'HPP résistante au traitement médical au décours d'un accouchement par voie basse, puisque son taux d'efficacité est autour de 90% pour une morbidité maternelle sévère d'environ 3%. En cas de stabilité hémodynamique et d'une naissance à distance d'une unité de radiologie interventionnelle, un transfert en vue d'une embolisation peut être envisagé sous certaines conditions (la décision du transport médicalisé doit être consensuelle entre les différents praticiens: service demandeur, SAMU-SMUR, service receveur).

Si le transfert en vue d'une embolisation est impossible (patiente hémodynamiquement instable, unité de radiologie interventionnelle trop éloignée) ou si l'HPP survient au décours d'une césarienne, un traitement chirurgical doit être réalisé sans délai.

Il est donc indispensable que tous les obstétriciens sachent identifier et traiter rapidement une HPP de façon chirurgicale.

Plusieurs techniques peuvent être utilisées :

- Les ligatures vasculaires : la ligature bilatérale des artères hypogastriques, la ligature bilatérale des artères utérines, la triple ligature de Tsirulnikov, la ligature étagée ou « stepwise utérine devascularization ».
- Les compressions utérines ou capitonnage utérin : B-Lynch, B-Lynch modifié, Hayman, Pereira, Cho…
- L'hystérectomie d'hémostase.

Il n'y a actuellement aucune étude permettant de démontrer qu'il est préférable d'utiliser une technique chirurgicale plutôt qu'une autre en cas d'HPP. En revanche, multiplier les procédures chez une femme hémodynamiquement stable pourrait être efficace sans augmenter la morbidité maternelle à court terme comme à long terme sur la fertilité et le devenir obstétrical ultérieur des patientes (6).

Concernant les alternatives non chirurgicales, il faut souligner l'intérêt porté par les Anglo-saxons pour les ballons intra-utérins qui font partie du traitement standard de l'HPP dans de nombreuses équipes (7-10), alors qu'en France son utilisation reste encore marginale (11, 12).

Doumouchtsis et al, fervents utilisateurs et défenseurs du ballon intra-utérin (9-10, 13), ont réalisé une revue de la littérature montrant que le taux d'efficacité de cette procédure pour contrôler l'HPP était de 84% (136/162), pour une morbidité nulle (aucune complication n'a été jusqu'à présent reportée) (9, 14).

Le risque que peut entrainer l'avènement et la démocratisation de l'embolisation artérielle est celui de raréfier la pratique chirurgicale de la prise en charge de l'hémorragie de la délivrance chez les gynécologues-obstétriciens français et par conséquent de limiter leur savoir-faire devant cette situation. Dans ce contexte, la formation des internes aux différentes techniques de prise en charge chirurgicale d'une HPP apparaît limitée.

Ces gestes vitaux peuvent alors devenir pour le praticien très angoissants à réaliser, d'autant plus que certains obstétriciens ont une activité chirurgicale programmée très limitée. Ce manque de pratique de gestes techniques dans une situation de grande urgence peut-être à l'origine de retard de prise en charge voire de transfert inter-maternité inopportun.

Il nous est donc apparu comme important d'évaluer les connaissances théoriques et pratiques de la prise en charge chirurgicale des HPP des obstétriciens du secteur privé comme public, exerçant dans tout type de maternité (niveau I, II et III), à l'aide d'un questionnaire simple et concis. De plus, il nous a semblé important d'évaluer les systèmes d'organisation de ces maternités en cas d'HPP sévère.

Nous avons, par ailleurs, cherché à évaluer à la fois auprès des obstétriciens mais aussi des internes en formation la place des traitements chirurgicaux de 1ère et de 2ème intention qui sont (ou seraient) utilisés dans cette situation. De plus, nous avons voulu savoir à quel point cette situation pouvait être stressante pour les praticiens. Enfin, nous nous sommes intéressés à la place des ballons intra-utérins dans la prise en charge des HPP en France.

Matériels et méthodes

Il s'agit d'une enquête déclarative anonyme réalisée d'une part auprès des gynécologues-obstétriciens travaillant en France (praticiens français comme étranger) dans le secteur public ou privé, d'autre part auprès des internes en gynécologie-obstétrique en quatrième et cinquième année ayant la capacité de remplacement.

Les questionnaires (l'un destiné aux seniors, l'autre aux internes) ont été conçus sur le site internet www.limesurvey.com.

Ils comprenaient différentes parties permettant **(annexe 1 et 2)** :

- De connaître les caractéristiques personnelles du praticien ainsi que les caractéristiques de la maternité dans laquelle il travaille. Parmi les caractéristiques des praticiens et des maternités étudiées, nous souhaitions savoir quels facteurs pouvaient avoir une influence dans la prise en charge chirurgicale d'une HPP : le jeune âge du praticien, le faible nombre d'années d'exercice, l'absence de formation chirurgicale durant son internat (Certificat d'Etudes Spécialisées), le faible nombre de gardes par mois, le niveau de la maternité (I-II ou III) dans laquelle il exerce, la distance du centre d'embolisation le plus proche.

- D'évaluer ses connaissances théoriques et pratiques sur les différentes techniques de prise en charge chirurgicale des hémorragies de la délivrance en essayant de préciser pour chaque technique le nombre de fois qu'il l'a réalisée seul ou avec l'aide d'un autre médecin ou qu'il l'a vue faire.

- De préciser la séquence des techniques chirurgicales utilisées face à cette situation.

- De déterminer la place d'une technique peu utilisée en France, celle du tamponnement par ballonnets intra-utérins.

Notre projet d'étude a été soumis à l'approbation du CEROG (Comité d'Ethique et de la Recherche en Gynécologie-Obstétrique) et a obtenu un avis favorable.

Le questionnaire a été transmis aux médecins seniors et aux internes par courrier électronique. Il était joint au questionnaire une lettre expliquant aux praticiens et aux fédérations les objectifs de notre étude (**annexe 3**). Afin de l'adresser au plus grand nombre, nous avons contacté et obtenus le soutien de différents organismes :

- La fédération des réseaux de périnatalité
- La fédération des cercles de gynécologues-obstétriciens des Centres Hospitaliers non universitaires
- L'AGOF (Association des Gynécologues-Obstétriciens en Formation) pour les internes

D'autre part, grâce aux listes d'adresse email personnel du Pr Descamps et du Dr Sentilhes, le questionnaire a pu être envoyé à de nombreux chefs de service et praticiens hospitaliers.

La période d'étude est située entre décembre 2009 et juin 2010. Il a ainsi pu être obtenu 286 réponses de la part des seniors et 156 de la part des internes.

A partir de ces réponses, une base de données a été établie pour chaque questionnaire.

Le logiciel statistique utilisé pour l'analyse a été Epi Info version 3.5.1.

Statistiques descriptives :

Les données qualitatives sont exprimées en pourcentage et intervalle de confiance à 95% (calculé par la méthode binomiale "exacte" de Clopper et Pearson). Les données quantitatives sont exprimées sous la forme de moyenne ± écart-type.

Statistiques analytiques :

Un seuil de significativité $\alpha=5\%$ a été retenu. Les données qualitatives ont été comparées, selon les effectifs calculés, par le test du X^2 ou par le test exact de Fisher. Pour les données quantitatives, les comparaisons ont été réalisées avec le test de Mann-Whitney-Wilcoxon pour échantillons indépendants.

Résultats

I.   Caractéristiques des praticiens et des internes

a. Les praticiens (tableaux 2-3)

Nous avons obtenu 363 réponses au questionnaire envoyé aux gynécologues-obstétriciens, mais seulement 286 d'entre eux ont été retenus dans notre étude, 77 questionnaires étant insuffisamment complétés par les praticiens n'ont pas été pris en compte. D'après les données du conseil national de l'ordre des médecins, il existe en France (+DOM-TOM) 3406 gynécologues-obstétriciens (15). Notre population représente donc 8,4% de l'ensemble des gynécologues-obstétriciens français.

La moyenne d'âge était de 44,9 ans. On retrouvait une majorité d'hommes (65%). Le nombre d'années d'exercice moyen était de 15,5 ans.

La plupart des praticiens ayant répondus travaillaient dans le secteur public (78,3%) et possédaient un diplôme d'études spécialisées en G-O (75,9%). Soixante (21%) d'entre eux avaient un CES.

Les praticiens hospitaliers représentaient 57,3% de la population étudiée pour seulement 10,8% de médecin travaillant dans le secteur privé.

Le domaine d'activité privilégié prédominant était celui de l'obstétrique (54,6%) venait ensuite en ordre décroissant la chirurgie (32,5%), le diagnostic anténatal (8,7%), la procréation médicalement assistée (4,2%).

Le nombre de gardes effectuées par mois était en moyenne de 4,47.

Ils considéraient à 99,7% connaître correctement la prise en charge médicale de l'HPP.

Le nombre moyen d'accouchement des maternités était de 2627 avec un taux de césariennes de 19,11%.

Pour 53,5% d'entre eux, ils travaillaient en maternité de niveau I (18,9%) ou II (34,6%).

La garde d'obstétrique était prise sur place par 82,5% des obstétriciens, en supplément de la garde il existait un obstétricien d'astreinte dans 45,1% des cas.

Il était retrouvé au sein de l'établissement un centre d'embolisation et de transfusion respectivement dans 50,7% et 55,6% des cas. Quatre-vingt-cinq praticiens (26%) travaillaient à plus de 20 km d'un centre d'embolisation.

Dans 99,3% des cas, il existait un protocole de prise en charge médical de l'HPP au sein de la maternité, en revanche dans seulement 59,8% des cas était retrouvé un protocole de prise en charge chirurgicale. Cent trente-cinq praticiens signalaient qu'il n'était pas indiqué de manière explicite dans leur protocole la possibilité d'appeler un collègue. Ils avaient, en revanche, la possibilité d'appeler un collègue en cas de nécessité dans 97,6% des cas.

b. Les internes (tableau 4)

Ils sont 156 à avoir répondu à notre enquête, d'après le conseil national de l'ordre des médecins, 150 postes de gynécologues obstétriciens sont proposés chaque année depuis 2005 aux étudiants ayant passé le concours de l'internat, notre questionnaire n'ayant été envoyé par courrier électronique qu'aux internes de 4ème et 5ème année, le taux de réponses est donc très satisfaisant puisqu'il représente 52% de la population étudiée.

Contrairement aux seniors, nous retrouvions une majorité de femmes puisqu'elles représentaient 80,1% des internes ayant répondu au questionnaire. La moyenne d'âge était de 28,9 ans. Le nombre moyen de semestres était de 8,1, le questionnaire n'étant adressé qu'aux internes ayant la possibilité de remplacer. Ils avaient réalisé en moyenne 2,4 semestres de chirurgie.

Pour seulement 14,1% d'entre eux, ils avaient déjà fait des remplacements d'obstétrique.

En moyenne, ils faisaient 5,3 gardes par mois et avaient réalisé 196 gardes depuis le début de leur internat. Un obstétricien de garde sur place était présent dans 94,2% des cas.

11

L'HPP sévère nécessitant un traitement chirurgical était pour eux une situation excessivement stressante ou stressante respectivement dans 30,8% et 68,6% des cas.

Ils considéraient connaître le protocole de prise charge médical des HPP dans 95,5% des cas.

II.   Connaissances théoriques et pratiques des praticiens et des internes

a. Connaissances théoriques des praticiens et des internes (tableaux 5 à 9)

On peut penser que les techniques de ligature, de cloisonnement et d'hystérectomie d'hémostase sont bien connues des praticiens et des internes puisqu'ils considéraient les connaître dans plus de 80% des cas sauf pour la « stepwise uterine devascularisation » qui restait méconnue par 69% des praticiens et 85% des internes.

Les techniques de tamponnement intra-utérin étaient, quant à elles, connues de la part de 86% des praticiens et 76,3% des internes.

En revanche, respectivement 22% et 20,5% des praticiens et des internes ne se prononçaient pas sur la ligature des ligaments lombo-ovariens dans le contrôle chirurgicale d'une HPP et respectivement 12% et 13% des praticiens et des internes pensaient qu'il était licite de les ligaturer (tableau 6). On peut donc considérer qu'environ un tiers des praticiens et des internes ignore les données actuelles de la littérature qui déconseillent cette ligature devant le risque de faillite ovarienne qu'elle peut entrainer.

Les supports d'apprentissage (tableaux 8 et 9) utilisés étaient par ordre décroissant :
- Pour les praticiens : les livres (72%), les revues (60%), internet (43%), les CD-ROM/DVD (42%), cours (26%), autres (21%) (congrès, FMC, Réseau,

apprentissage sur le tas, recommandations CNGOF, compagnonnage, utérus en mousse) .

- Pour les internes : les livres (88%), les cours (53%), internet (41%), les revues (31%), les CD-ROM/DVD (28%) et autres (14%) (EMC, compagnonnage, DU, recommandation (CNGOF).

b. <u>Connaissances pratiques des praticiens et des internes</u> (tableaux 10 à 16)

Classons les techniques maitrisées par les praticiens et les internes par ordre décroissant en notant entre parenthèses le pourcentage regroupant ceux qui déclarent maitriser complètement avec ceux déclarant maitriser suffisamment (tableau 10 et 11) :

Ligature bilatérale des artères utérines (67%) > Cloisonnement utérin (63%) > Triple ligature de Tsirulnikov (60%) > Hystérectomie d'hémostase (53%) > Ligature des artères hypogastriques (38%) > « Stepwise utérine devascularisation » (14%).

Faisons de même pour les internes :

Cloisonnement utérin (26%) > Hystérectomie d'hémostase (22%) > Ligature bilatérale des artères utérines (21%) > Triple ligature de Tsirulnikov (15%) > Ligature des artères hypogastriques (5,1%) > « Stepwise uterine devascularisation » (1,9%).

Le tableau 12 nous permet de confirmer ces données puisque pour les médecins seniors :

- Seulement 57% avaient déjà réalisé seul une ligature bilatérale des artères utérines, 54% une hystérectomie d'hémostase, 49% un cloisonnement utérin, 47% une triple ligature et 32,5% une ligature des artères hypogastriques.
- De plus, le nombre moyen de réalisations pour chacune de ces techniques restait assez faible : 4,1 pour la ligature des artères utérines,

3,7 pour l'hystérectomies d'hémostase, 2,7 pour le cloisonnement utérin, 2,7 pour la triple ligature et 3 pour la ligature des hypogastriques.

- Parmi les gestes réalisés avec l'aide d'un autre senior, l'hystérectomie d'hémostase et la ligature des artères hypogastriques arrivaient en tête avec respectivement un taux de 33,9% et 25,9%.

- Il faut souligner que 31%, 26% et 24% des praticiens n'avaient respectivement jamais vu réalisé une triple ligature, un cloisonnement utérin ou une ligature des hypogastriques.

Il a aussi été recherché le niveau de maîtrise de chaque technique parmi la population des obstétriciens se considérant serein devant une prise en charge chirurgicale d'une HDD (tableau 13). Il en ressort que respectivement 91%, 85%, 84% déclaraient maitriser complètement ou suffisamment la ligature des artères utérines, la triple ligature ou le cloisonnement utérin. En revanche, il est surprenant de voir que 31,7% déclararaient maitrisaier insuffisamment la ligature des artères hypogastriques et 20,5% l'hystérectomie d'hémostase et pourtant se considéraient sereins.

Nous avons ensuite calculé le nombre moyen de techniques qu'il faut avoir réalisé pour considérer maitriser complètement ou suffisamment chacune d'entre elles (tableau 14), nous pouvons les classer par ordre croissant (il est noté entre parenthèses les médianes des réalisations) :

- Pour maitriser complètement : la ligature des artères utérines (4) < la « stepwise uterine devascularisation » (4) < la triple ligature de Tsirulnikov (5) < le cloisonnement utérin (5) < l'hystérectomie d'hémostase (8) < la ligature des artères hypogastriques (9).

- Pour maitriser suffisamment : le cloisonnement utérin, la ligature des artères utérines, la triple ligature (2) < la ligature des artères hypogastriques et l'hystérectomie d'hémostase (3).

Enfin, nous avons comparé chaque technique entre elles pour essayer de déterminer s'il existait des différences de maîtrise entre elles et donc des techniques d'apprentissage plus difficile que d'autres (tableau 15). Logiquement, la différence était significative pour l'hystérectomie d'hémostase par rapport à la triple ligature, à la ligature des artères utérines, au cloisonnement utérin et à la ligature des artères hypogastriques. Il était à noter que la différence était aussi significative lorsque l'on comparait la triple ligature à la ligature des artères utérines et à la ligature des artères hypogastriques. Il n'existait pas de différence entre le cloisonnement utérin, la ligature des artères utérines, la triple ligature ou la ligature des artères hypogastriques.

Pour les internes en fin de cursus (tableau 11), il faut souligner que plus des deux tiers d'entre eux déclaraient ne maitriser ni le cloisonnement utérin ni les techniques de ligature ni l'hystérectomie d'hémostase. Huit internes savaient réaliser une ligature des artères hypogastriques. L'hystérectomie d'hémostase semblait maîtriser par 22% des internes, la triple ligature de Tsirulnikov par 15% d'entre eux.

Le tableau 16 nous permet de confirmer ces données puisque :

- Seuls trois internes avaient déjà réalisé seul un cloisonnement utérin et un interne une ligature des artères utérines, une ligature des hypogastriques ou une hystérectomie d'hémostase et ce au maximum une fois. Ils n'avaient jamais réalisé de triple ligature ou de « stepwise uterine devascularisation ».

- Ils avaient déjà réalisé au maximum une fois aidé d'un senior un cloisonnement utérin, une ligature des artères utérines, une triple ligature, une hystérectomie d'hémostase et une ligature des artères hypogastriques respectivement dans 31%, 26%, 19%, 13% et 12% des cas.

- Ils avaient déjà vu faire une hystérectomie d'hémostase, une ligature des artères utérines, un cloisonnement utérin, une ligature des artères hypogastriques et une triple ligature dans respectivement 60%, 51%, 49%, 44% et 30% des cas.

- Il faut souligner que environ un interne sur quatre n'avait jamais vu de cloisonnement utérin, de ligature des artères utérines ou d'hystérectomie d'hémostase et près d'un interne sur deux de triple ligature ou de ligature des artères hypogastriques.

Le tamponnement intra-utérin reste une technique peu utilisée en France tant par les seniors que par les internes. En effet, seuls 24,1% des praticiens en avaient déjà posé, en général à une reprise seulement, et 63% n'en avaient jamais vu posé. Pour les internes, 3% en avaient déjà posé seul et 13% aidé d'un senior mais 70% n'en avaient jamais vu posé.

c. Evaluation des différences entre praticiens et techniques

a. Comparaison « serein »/pas « serein » (tableau 17)

Cent vingt-cinq praticiens (43,7%) reconnaissaient ne pas être sereins face à cette situation.

Les praticiens se considérant sereins devant la prise en charge chirurgicale d'une HPP ont une moyenne d'âge de 44,82 ans à peu près similaire à la population des praticiens non sereins (45,08). Il n'y avait pas de différence significative entre les deux groupes concernant le nombre d'années d'exercice (15,02 vs 15,53), le nombre d'accouchements ayant lieu dans la maternité où ils travaillaient (2645 vs 2604), ou encore le nombre de gardes par mois réalisées qui était quasiment le même (4,17 vs 4,85). En revanche, les hommes se considéraient plus sereins que les femmes (67% vs 33%) et ce avec une différence significative ($p<0,05$).

Le diplôme, le statut, le domaine d'activité privilégié et le niveau de la maternité semblaient influer significativement sur la sérénité des praticiens ($p<0,05$).

Le pourcentage de praticiens ne se considérant pas sereins parmi les praticiens ayant un DES de gynécologie-obstétrique était de 36% (78/217) alors qu'il était de 70% (42/60) chez les praticiens diplômés d'un CES.

16

Dans le secteur public, les praticiens hospitaliers étaient sereins dans 58% des cas (95/164) contre 45,5% (20/44) chez les chefs de cliniques-assistants et 42% (13/31) chez les praticiens travaillant en secteur privé.

Les praticiens dont le domaine d'activité privilégié était la chirurgie étaient logiquement plus sereins (81%, 75/93) que les praticiens privilégiant l'obstétrique (44,2%, 69/156) avec une différence significative. Les praticiens dont le diagnostic anténatal est la principale activité n'était que 36% (9/25) à se considérer sereins devant cette situation.

Il existait une différence entre les praticiens travaillant en niveau I, II ou III. Le pourcentage de praticiens ne se considérant pas sereins parmi les praticiens exerçant en niveau I, II et III était respectivement de 58% (32/55), 40,4% (40/99), 40,2% (53/132).

D'ailleurs, ce sont les obstétriciens distants de plus de 50 km d'un centre d'embolisation qui se considéraient les moins sereins (54%, 28/52) comparés à ceux dont le centre d'embolisation est situé dans l'enceinte de l'hôpital (43%, 63/145) ou à moins de 20 km (34%, 23/66), la différence n'était pas significative (p=0,22).

Parmi les praticiens travaillant dans une maternité dont le protocole de prise en charge n'indiquait pas de manière explicite la possibilité d'appeler un collègue, 48 % (65/135) ne se considéraient pas comme sereins. Sept praticiens ajoutaient qu'ils n'avaient pas la possibilité d'appeler un collègue en cas de nécessité, quatre d'entre eux ne se considéraient pas serein devant cette situation.

b. Comparaison « stressé » / « pas stressé » (tableau 18 et 18bis)

Les catégories « excessivement stressante » et « stressante » ont été regroupées lors du calcul statistique afin de constituer un unique groupe (population stressée), il en a été réalisé de même avec les catégories « peu stressante » et « pas stressante » réunies en un groupe (population non stressée). Les données sont résumées dans le tableau 18.

Trente-trois praticiens (11,5%) reconnaissaient ne pas être stressés face à cette situation.

Il n'y avait pas de différence significative pour la moyenne d'âge (45 ans versus 44,4 ans) de même que pour le nombre d'années d'exercice (15,43 vs 13,78), le nombre d'accouchements ayant lieu dans la maternité où ils travaillaient (2610 vs 2755) ou encore le nombre de gardes par mois réalisées entre les praticiens se considérant comme « stressés » et ceux se considérant comme « non stressés » (4,56 vs 3,79). Les hommes étaient à 92% stressés face à cette situation et les femmes à 86,6%, il n'y avait pas de différence significative entre les deux populations.

Le diplôme et le domaine d'activité privilégié semblaient influer significativement sur le stress des praticiens (p<0,05).

Quatre-vingt-dix-huit pour cent (59/60) des obstétriciens étant diplômés d'un CES se considéraient stressés contre 86% (186/217) des obstétriciens diplômés d'un DES de gynécologie-obstétrique et ayant donc reçu une formation chirurgicale.

Les praticiens dont le domaine d'activité privilégié est la chirurgie était logiquement moins stressés (82%, 76/93) que les praticiens privilégiant l'obstétrique (92%, 143/156). Les praticiens dont le diagnostic anténatal est la principale activité étaient 100% à se considérer stressés devant cette situation.

La différence entre les praticiens travaillant en niveau I, II ou III était proche de la significativité (p=0,07). Les praticiens exerçant en niveau III était 84,1% (111/132) à se considérer stressés contre 94% (93/99) des praticiens en niveau II et 89% (49/55) des praticiens en niveau I.

Pour chaque technique chirurgicale, nous avons cherché à connaître la part de population stressée selon le niveau de maîtrise de ces techniques. Puis nous avons comparé le nombre de personnes stressées dans les catégories d'individus maitrisant suffisamment et insuffisamment chacune des techniques (tableau 18bis).

Pour le cloisonnement utérin, 84,6% (104/125) des individus maitrisant suffisamment cette technique étaient stressés contre 98,6% (68/69) des individus la maitrisant insuffisamment avec une différence significative.

Pour toutes les techniques nous retrouvions logiquement un nombre plus important de praticiens stressés lorsque la technique était insuffisamment maîtrisée et notamment pour l'hystérectomie d'hémostase qui était la technique pour laquelle le nombre de praticiens stressés était le plus faible lorsque la technique était suffisamment maîtrisée (71,4%, 50/70) avec une différence significative en les comparant aux praticiens stressés ne la maitrisant pas ($p<0,05$).

d. Séquence des techniques utilisées (tableau 19-20 ; schéma 1-2)

Dans le questionnaire, il a été précisé qu'il fallait considérer être devant une situation hémodynamiquement stable contrôlée par une équipe pluridisciplinaire (chirurgien et anesthésiste) chez une femme jeune avec désir de préserver la fertilité.

a. Pour les praticiens (tableau 19;schéma 1)

En 1ère intention, ils étaient 145 (50,7%) à déclarer utiliser une technique de ligature distale impliquant une ligatures des artères utérine ou la triple ligature ou la stepwise uterine devascularisation pour prendre en charge chirurgicalement l'HPP. Ce sont les techniques les plus utilisées en 1ère intention devant le cloisonnement utérin qui étaient pratiqué par 103 (36%) obstétriciens puis en 3ème position la ligature des artères hypogastriques (LAH) réalisée en 1ère intention par seulement 35 (12,2%) d'entre eux. Ils sont 2 (0,7%) à déclarer réaliser une hystérectomie d'hémostase d'emblée.

En 2ème intention, la TL ou la LAU ou la SUD étaient toujours les techniques les plus représentées avec 111 praticiens qui les réalisaient (38,8%), on peut facilement penser que ce sont les 138 obstétriciens qui ont réalisés en 1ère intention une ligature des artères hypogastriques ou un cloisonnemnt utérin qui en 2ème intention s'orientent vers une TL ou une LAU ou une SUD à 80% (111/138). La LAH est plus utilisée en 2ème intention qu'en 1ère intention et arrivait en seconde position des techniques utilisées avec 90 praticiens qui la réalisaient (31,5%). Le cloisonnement utérin était moins utilisé : 50 (17,5%) d'entre eux le réalisaient en 2ème intention et l'hystérectomie d'hémostase n'est pratiqué que dans 11,2% des cas (32 praticiens).

En 3ème intention en cas de persistance de l'HPP malgré les deux techniques précédemment utilisées, il était le plus souvent réalisé une hystérectomie d'hémostase dans 54,5% des cas (156 praticiens). Soixante-quatorze praticiens (25,9%) tentaient de contrôler l'HDD par une LAH. Le cloisonnement utérin (7,3%) comme la TL ou LAU ou SUD (1%) étaient très peu utilisés en 3ème intention, nous pouvons penser d'après les résultats décrits antérieurement que ces techniques avaient été le plus souvent réalisées en 1ère ou 2ème intention.

En utilisant ces données, il nous a été possible de déterminer les séquences les plus utilisées par les praticiens (schéma 1) :

- En 1ère position, représentée par 21,7% (62 obstétriciens) nous retrouvions la séquence : ligatures distales (LAU ou TL ou SUD) en 1ère intention puis ligature proximale (LAH) puis hystérectomie d'hémostase.
- En 2ème position, avec 17,5% (50 obstétriciens) nous retrouvions la séquence : cloisonnement utérin en 1ère intention puis LAU ou TL ou SUD puis LAH puis hystérectomie d'hémostase.
- En 3ème position, avec 12,9% (37 obstétriciens) nous retrouvions la séquence : cloisonnement utérin puis LAU ou TL ou SUD puis hystérectomie d'hémostase.
- Toutes les autres séquences étaient représentées par moins de 10% des praticiens.

b. Pour les internes (tableau 3 ; schéma 2)

En 1ère intention, ils étaient 85 (54,5%) à déclarer utiliser les ligatures des artères utérines (LAU) ou la triple ligature (TL) ou la stepwise uterine devascularisation (SUD) pour prendre en charge chirurgicalement l'HPP.

Elles étaient les techniques les plus utilisées en 1ère intention devant le cloisonnement qui était pratiqué par 50 (32,1%) internes puis en 3ème position la ligature des artères hypogastriques (LAH) réalisée en 1ère intention par seulement 21 (13,5%) d'entre eux. Aucun ne réalisaient une hystérectomie d'hémostase d'emblée.

En 2ème intention, la LAH était la technique la plus utilisée par 66 internes (42,3%) devant la LAU ou TL ou SUD représentée par 56 internes (35,9%) ce qui montrait une différence avec les praticiens qui n'étaient que 31,5% à réaliser une LAH en 2ème intention. Le cloisonnement utérin était moins utilisé : 18 (11,5%) d'entre eux le réalisaient en 2ème intention et l'hystérectomie d'hémostase n'était pratiqué que dans 10,3% des cas (16 internes).

En 3ème intention, il était le plus souvent réalisé une hystérectomie d'hémostase dans 49,4% des cas (77 internes). Quarante internes (25,6%) tentaient de contrôler l'HDD par une LAH. Le cloisonnement utérin (10,9%) comme la TL ou LAU ou SUD (5,1%) étaient très peu utilisés en 3ème intention.

Nous retrouvions des chiffres globalement similaires à ceux de praticiens.

Nous avons pu établir les séquences les plus utilisées par les internes (schéma 2):

- En 1ère position, représentée par 28,8% (45 internes) nous retrouvions la séquence : LAU ou TL ou SUD en 1ère intention puis LAH puis hystérectomie d'hémostase.
- En 2ème position, avec 19,9% (31 internes) nous retrouvions la séquence : cloisonnement utérin en 1ère intention puis LAU ou TL ou SUD puis LAH puis hystérectomie d'hémostase.
- En 3ème position, avec 9% (14 internes) nous retrouvions la séquence : LAU ou TL ou SUD puis LAH puis cloisonnement utérin.
- Toutes les autres séquences sont représentées par moins de 10% des praticiens.

Pour les internes comme pour les seniors, il est important de souligner que les 2 séquences les plus utilisées sont les mêmes :

- En première position, ligatures distales - LAH - hystérectomie d'hémostase
- En seconde position, cloisonnement utérin – ligatures distales - LAH - hystérectomie d'hémostase.

e. Place du tamponnement intra-utérin

a. Pour les praticiens (tableau 20)

Ils étaient seulement 35 (12,2%) à affirmer que leur protocole de prise en charge des HPP prévoit de recourir si besoin aux techniques de tamponnement intra-utérin.

La place du tamponnement dans cette prise en charge se situait pour 20 d'entre eux (57,5%) après échec du traitement médical, pour 10 d'entre eux (28,5%) après échec du traitement médical et/ou de l'embolisation et pour 5 praticiens (14,3%) après l'embolisation.

Ils étaient 133 (46,5%) à penser que les techniques de tamponnement intra-utérin n'avait pas leur place dans la prise en charge des HDD. Les raisons invoquées étaient par ordre décroissant : un retard possible de mise en place d'autres procédures à l'efficacité démontrée pour 123 obstétriciens (43%), une efficacité non démontrée pour 38 praticiens (13,3%) et enfin un risque de conséquences à long terme (synéchies, fertilité) pour 16 d'entre eux (5,6%).

b. Pour les internes (tableau 21)

Ils n'étaient que 6 (3,8%) à indiquer que le tamponnement intra-utérin était prévu dans le protocole de prise en charge de l'HPP. Quatre d'entre eux (66,7%) l'utiliseraient après échec du traitement médical, les deux autres internes l'emploieraient après échec du traitement médical et/ou de l'embolisation.

Ils étaient 107 (68,6%) à considérer que les techniques de tamponnement intra-utérin n'avaient pas leur place dans la prise en charge de l'hémorragie de la délivrance et étaient donc plus nombreux à penser cela que chez les praticiens (68,6% vs 46,5%).

Les raisons invoquées sont positionnés dans le même ordre que les praticiens avec en premier lieu le retard possible de mise en place d'autres procédures à l'efficacité démontrée (99 internes, 63,5%), puis en seconde position une efficacité non démontrée (37 internes, 23,7%) et enfin des risques de conséquence à long terme (synéchies, fertilité) (12 internes, 7,7%).

Discussion

I. Evaluation des connaissances théoriques et pratiques des praticiens et des internes

a. Connaissances théoriques

Ils sont 99,7% à estimer bien connaître la prise en charge médicale de l'HPP.

En théorie, les différentes techniques chirurgicales (les ligatures comme les techniques de cloisonnement ou l'hystérectomie d'hémostase) sont bien connues des praticiens comme des internes hormis la « stepwise uterine devascularisation » qui reste méconnue pour 69% des praticiens et 85% des internes. Ces résultats sont à nuancer, il est possible que l'appellation « stepwise uterine devascularisation » soit plus méconnue par les praticiens que la technique en elle-même.

La « stepwise uterine devascularisation » est une technique récente décrite seulement depuis 1994, elle consiste en une ligature étagée par dévascularisation progressive des vaisseaux afférents de l'utérus (16) : ligature bilatérale des branches ascendantes des artères utérines et ligature basse de celles-ci et de leurs branches cervico-vaginales, trois centimètres sous les ligatures précédentes après décollement vésico-utérin.

Cette technique a l'avantage de préconiser une double ligature de chaque artère utérine. Elle permet donc de diminuer le risque d'avoir une ligature inefficace n'obturant pas ou que partiellement l'artère utérine tout en sachant que la persistance de la perméabilité de l'artère utérine (objectivée par artériographie) peut être responsable d'un échec de la procédure avec l'absence de contrôle de l'HPP (17). De plus, contrairement à la ligature simple des artères utérines, la ligature étagée dévascularise le segment inférieur et la partie haute du col. Elle permettrait donc de prendre en charge la pathologie du segment inférieur (18). La simple double ligature étagée bilatérale des artères utérines a permis de contrôler l'HPP chez 96 des 103 patientes dans l'étude d'AbdRabbo (93,2%) (16).

Il semble donc que cette technique gagnerait à être connu des praticiens étant donné sa simplicité technique et sa grande efficacité.

Alors qu'en France, l'utilisation des techniques de tamponnement intra-utérin reste encore marginale (11,12), ils sont tout de même 86% des praticiens et 76% des internes à en connaître la procédure de mise en place.

Concernant la ligature des ligaments lombo-ovariens, il n'existe aucune données dans la littérature suggérant qu'elle puisse avoir un quelconque intérêt dans le contrôle de l'HPP. Par contre, le risque de faillite ovarienne et/ou de synéchies semble important après un tel geste (18-19).

La ligature des ligaments lombo-ovariens ne doit donc pas faire partie à priori de l'arsenal chirurgical pour contrôler l'HPP (20). Il apparaît pourtant dans notre enquête que seulement 65% des praticiens le savent, 22% d'entre eux ne se prononcent pas et 13% pensent qu'il est licite de les ligaturer. Nous retrouvions les mêmes proportions chez les internes.

b. Connaissances pratiques

a. Les ligatures distales

Dans la revue de la littérature réalisée par Doumouchtsis, le taux moyen d'efficacité de la ligature des artères utérines était de 92,8% (8). La ligature des artères bilatérale des veines et des artères utérines est une technique simple, rapide, facilement reproductible. Elle est toujours réalisable avant de réaliser une hystérectomie ; elle consiste d'ailleurs en sa première séquence opératoire. Par conséquent, elle ne saurait être tenue pour responsable d'une quelconque perte de chance dans le contrôle de l'HPP en différant la réalisation d'une hystérectomie d'hémostase (21).

L'ensemble des gynécologues-obstétriciens et une grande partie des internes en fin de cursus devraient donc être capable de réaliser cette technique or les résultats de notre enquête sont inquiétants car 33% des praticiens et 79% des internes déclarent ne pas maitriser suffisamment la technique de ligature bilatérale des artères utérines. Parmi les praticiens, ils sont 53% à l'avoir réalisé seul dans un contexte d'HPP et 15% à n'en avoir jamais vu réalisé. Seulement un interne en fin de cursus sur quatre en a déjà réalisé aidé d'un senior et 28% n'en ont jamais vu réalisé.

Nos résultats confirment pourtant la simplicité technique de la ligature bilatérale des artères utérines puisque les praticiens estimant la maitriser suffisamment ne l'ont en moyenne réalisée qu'à deux reprises. Nous retrouvons le même chiffre pour la triple ligature de Tsirulnikov qui paraît donc être elle aussi une technique facilement réalisable.

La triple ligature de Tsirulnikov associe systématiquement à la ligature bilatérale des artères utérines, une ligature bilatérale des ligaments ronds et des utéro-ovariens.

Dans l'article décrivant cette technique, Tsirulnikov rapportait 24 cas, uniquement d'atonies utérines, traitées par triple ligature avec un taux de succès de 100% (22).

Ils sont là encore nombreux à ne pas la maitriser suffisamment : 40% des praticiens, 85% des internes. Seulement, 47% des praticiens l'ont déjà réalisé seul et 19% des internes avec l'aide d'un senior.

Pour la « stepwise uterine devascularisation », nous pouvons penser que ce n'est pas la difficulté technique à la réaliser qui entraine le faible taux de maitrise (respectivement 14% et 2% chez les praticiens et les internes) mais plutôt sa méconnaissance théorique.

b. Les plicatures ou compressions utérines

L'indication reine des techniques de compression ou capitonnage utérin est l'atonie utérine. Cependant, actuellement, les différentes techniques de compression utérine se multiplient, alors que peu de données sont actuellement disponibles quant à leur efficacité et leur morbidité, puisque toutes ces techniques sont rapportées sur de très faibles cohortes (8), mais aussi quant à la fertilité et le pronostic obstétrical ultérieur des patientes chez qui l'utérus a pu être préservé (23-25). La technique de compression utérine pour laquelle nous disposons actuellement du plus de données est le B-Lynch. Sur un total de 102 patientes publiées, cette technique semble avoir une efficacité publiée de 83,3%, taux proche de celui retrouvé dans les plus grandes séries (11, 26-28). Bien que ces techniques de compressions ou de cloisonnements utérins n'aient été que très peu évaluées, elles se sont diffusées rapidement dans le monde entier, très probablement parce qu'elles ont l'avantage d'être de réalisation facile. En effet, dans notre étude, parmi les praticiens considérant maitriser suffisamment ces techniques, ils n'en ont réalisé en moyenne qu'à deux reprises.

Malgré cela, comme pour les techniques de ligature nous constatons qu'un nombre trop important de praticiens (37%) et d'internes (74%) ne maitrisent pas suffisamment les techniques de cloisonnement utérin.

c. La ligature des artères hypogastriques

L'efficacité de la ligature des artères hypogastrique semble inférieure à celle supposée initialement (7). En 2007, Doumouchtsis et al. ont réalisé une revue de la littérature concernant l'efficacité de la ligature des artères hypogastriques (8). Son taux d'efficacité varie selon les auteurs entre 39,3% et 100% avec un taux moyen de succès de 69% (8). Cependant, une étude récente portant sur une large cohorte (n=84) rapportait un taux de succès encore inférieur de 60,4%, alors que toutes les ligatures étaient réalisées par des chirurgiens expérimentés spécialisés dans l'oncochirurgie gynécologique (29). L'intérêt principal de la ligature des artères hypogastriques semble résider dans la prise en charge des lésions délabrantes obstétricales telles que les plaies cervico-vaginales, les thrombus vaginaux ou pelviens. Cependant, dans ces indications, en cas de disponibilité de la technique, l'embolisation est maintenant souvent préférée au traitement chirurgical (18). Enfin, la ligature des artères hypogastriques pourrait apporter un bénéfice devant un saignement persistant après une hystérectomie d'hémostase (18).

Les inconvénients principaux de cette technique sont que:
- il s'agit d'un geste difficile, réalisé ponctuellement, généralement dans un contexte de grande urgence et intéressant une zone de dissection rarement abordée par les gynécologues-obstétriciens ne pratiquant pas la chirurgie carcinologique.

27

- la morbidité de la technique peut être sévère: plaie veineuse iliaque, ligatures urétérales ou de l'artère iliaque externe, claudication fessière et lésion veineuse périphérique (8).
- ce geste, s'il est bien réalisé, rend potentiellement difficile la réalisation d'une embolisation secondaire en cas d'échec (17, 30).

Cette technique paraît d'apprentissage plus difficile que les autres techniques de ligatures précédemment énoncées puisque seulement 38% des praticiens et 5% des internes considèrent la maitriser suffisamment. De plus, cette technique est considérée comme complètement maitrisée par les praticiens lorsqu'ils en ont réalisé au moins 9 (cf tableau 14), ce qui semble être un chiffre plus important que pour les autres techniques de ligature ou de cloisonnement utérin.

Une fois encore, nous constatons un nombre trop important de praticiens et d'internes ne maitrisant pas cette technique.

Nos résultats confirment ce que l'on subodorait à savoir que la LAH semble être une technique plus compliquée à réaliser et nécessitant un apprentissage plus important que les autres techniques.

Il paraît donc surtout important de former les praticiens aux techniques de ligatures distales et de compressions utérines (car encore 30 à 40% d'entre eux ne les maitrisent pas). Ce sont des techniques qui semblent d'apprentissage plus simple que celle de la LAH puisque les gynécologues-obstétriciens déclarent les maitriser complètement après 4 à 5 réalisations en comparaison à 9 pour la LAH. De plus, il semble que la LAH même pratiquée par un praticien expérimenté ait une efficacité potentiellement moindre que celles des ligatures distales impliquant l'artère utérine et des compressions utérines (6).

d. Hystérectomie d'hémostase

Dans les pays développés, en 30 ans, son incidence a été divisée par 10 (31). Elle est aujourd'hui évaluée à 1/1 000 naissances et à 1 toutes les 211 césariennes (32).Le placenta accreta est devenu son premier motif de réalisation (38% des cas) devant l'atonie utérine (34%) (32). Ce constat s'explique en partie par la prise en charge plus satisfaisante de l'atonie utérine par le traitement médical, la chirurgie ou la radiologie interventionnelle, ainsi que par l'augmentation des taux de placenta accreta ou prævia liée à une modification de nos pratiques obstétricales (augmentation de la proportion d'utérus cicatriciels) (32-37).

L'hystérectomie est l'ultime recours au sauvetage maternel en cas de prise en charge chirurgicale d'une HDD et d'échec des techniques précédemment décrites, elle fait donc faire entièrement partie de « l'arsenal chirurgical » indispensable à la bonne pratique du gynécologue-obstétricien. Pourtant, dans notre étude 47% d'entre eux déclarent ne pas la maitriser suffisamment et nécessitent probablement l'aide d'un collègue (obstétricien ou chirurgien viscéral) lorsqu'il sont confrontés à une telle situation.

Ce chiffre est encore plus inquiétant chez les internes puisqu'ils sont 78% en fin de cursus à déclarer ne pas la maitriser et seront probablement obligés d'en référer à leur senior d'astreinte ou au chirurgien viscéral de garde s'ils sont confrontés à ces situations lors de leurs clinicats assistanats.

Les gynécologues-obstétriciens déclarant maitriser la technique de l'hystérectomie d'hémostase n'en ont réalisé en moyenne qu'à cinq reprises. Nous pouvons donc penser qu'un interne en fin de cursus n'a peut-être pas réalisé aidé d'un senior cinq hystérectomies par laparotomie au cours de son internat. Diverses hypothèses peuvent être émises : nous pouvons évoquer le nombre d'internes en gynécologie-obstétrique qui serait peut-être dans certains CHU trop important pour le nombre de places disponibles en chirurgie gynécologique. L'avènement de la coeliochirurgie peut aussi être une explication à cette constatation de même qu'un possible défaut de formation de la part des seniors. En effet, ces derniers sont 50% à déclarer ne pas maitriser cette technique. Nous imaginons bien, dès lors, la difficulté qu'ils peuvent avoir à former les internes lorsqu'ils sont confrontés à cette chirurgie.

Pour les praticiens, nous pouvons expliquer ce faible taux de maitrise par la surspécialisation de la gynécologie-obstétrique, notamment pour les gynécologues privilégiant une activité de diagnostic anténatale ou de procréation médicalement assisté. Ceux-ci progressivement diminuent le plus souvent au cours de leur carrière leur activité chirurgicale (notamment pour ceux travaillant en CHR ou CHU, qui représente 78% des participants à notre enquête). De plus, l'avènement de l'embolisation et aussi la possible amélioration de la prise en charge médicale, organisationnelle et chirurgicale (avènement des techniques conservatrices) de l'HPP donc par conséquent la diminution du nombre d'hystérectomies d'hémostase peuvent expliquer ce faible taux de maitrise notamment parmi les plus jeunes praticiens et/ou ceux travaillant à proximité d'un centre d'embolisation. Au CHU d'Angers, nous constatons par exemple qu'il a été réalisé 16 hystérectomies d'hémostase entre 2001 et 2005. Il n'y en a eu « que » 8 de 2006 à 2010 dont 2 réalisées pour placenta accreta ou percreta.

Enfin, en comparant chaque technique entre elles pour essayer de déterminer s'il existait des différences de maîtrise entre elles et donc des techniques d'apprentissage plus difficile que d'autres, nous avons constaté qu'il existait une différence significative entre l'hystérectomie d'hémostase et les techniques de ligature ou de cloisonnement utérin. La différence n'était pas significative entre l'hystérectomie d'hémostase et la ligature des artères hypogastriques.

c. Niveau de sérénité et de stress des praticiens

Si nous nous intéressons aux obstétriciens stressés devant une prise en charge chirurgicale d'une HPP, nous retrouvons fort logiquement de nombreuses similitudes avec les caractéristiques de l'obstétricien ne se sentant pas serein dans cette situation. D'après notre enquête, nous pouvons en établir le « profil-type » : il travaille en niveau I, à plus de 50 km d'un centre d'embolisation, il n'a pas forcément reçu une formation chirurgicale durant son internat (CES) et son domaine d'activité privilégié s'oriente plutôt vers l'obstétrique ou le DPN.

Il est, d'autre part, fort logiquement retrouvé une part plus importante de praticiens stressés (95%) lorsque les techniques chirurgicales ne sont pas maitrisées.

Il est intéressant de souligner, par ailleurs, que même les praticiens maitrisant ces techniques chirurgicales sont pour une grande majorité stressés (79%) devant une telle situation.

Nous pouvons émettre l'hypothèse qu'une partie des obstétriciens travaillant dans des maternités de niveau I et déclarant ne pas maitriser pas ces techniques chirurgicales serait dans la difficulté face à une prise en charge chirurgicale d'une HPP. En effet, une éventuelle aide d'un chirurgien viscéral serait difficile à obtenir dans ce type de maternités car elles se situent souvent au sein d'hôpitaux dont l'activité chirurgicale globale est réduite. De plus, le centre d'embolisation le plus proche est souvent trop éloigné pour envisager un éventuel transfert.

II. Séquences thérapeutiques de la prise en charge chirurgicale des HDD

a. En 1ère intention

Chez une patiente hémodynamiquement stable, l'hystérectomie d'hémostase ne doit pas être privilégiée puisque cette procédure ne semble pas être la moins morbide (32). Contrairement à l'équipe d'Antoine Béclère (38-40), nous ne pensons pas que la ligature des artères hypogastriques doit être la procédure à proposer en première intention (17-20, 21, 24-25, 41- 46): son taux d'efficacité semble inférieur aux autres techniques conservatrices (69% vs 90%) (Tableaux 3-4, 7), pour une morbidité semblant supérieure (7, 29). De plus, il s'agit d'une procédure difficile, surtout dans un contexte d'urgence, nécessitant un réel apprentissage, peu reproductible, car la majorité des obstétriciens ne sont pas des chirurgiens spécialisés dans l'oncologie gynécologique. Enfin, l'embolisation est, respectivement, certainement et probablement plus difficile à réaliser après un échec de la ligature des artères hypogastriques qu'après un échec d'une compression utérine ou d'une triple ligature étagée (30).

Entre les techniques de compression ou de capitonnage utérins et la "triple ligature étagée", nous privilégions en première intention la "triple ligature étagée", contrairement à certains auteurs anglo-saxons (9, 27, 28, 47, 48) ou français (49).

Premièrement, actuellement nous disposons de beaucoup plus d'informations et de recul avec la "triple ligature étagée" (n=408 (11); la plus grande série incluait 265 patientes (50)) qu'avec les techniques de compression utérine (n=171 (Tableau 6; la plus grande série incluait 28 patientes (28)) (11). En particulier, il existe de nombreuses données suggérant que la fertilité et le pronostic obstétrical ultérieur des patientes ne sont pas altérés après une "triple ligature étagée" (16, 42, 50, 51), alors qu'à ce jour, ces 2 paramètres ont été très peu étudiés après compression ou capitonnage utérin (43).

Deuxièmement, actuellement, à l'exception de 2 hématomes du ligament large, aucune complication n'a été reportée après une "triple ligature étagée" (8, 16, 42, 50, 51), alors que des cas de nécrose utérine nécessitant une hystérectomie ont été décrits après compression ou capitonnage utérins (52-53).

Troisièmement, en absence d'étude randomisée, les revues de la littérature sont essentielles pour essayer de comparer l'efficacité des différentes procédures conservatrices mais leurs résultats (conclusion d'une possible efficacité supérieure des techniques de compression utérine (8)) doivent être interprétés prudemment (11). Pour nous, les données de la littérature sont actuellement insuffisantes pour pouvoir affirmer que les techniques des compression utérine sont aussi voire plus efficaces que les techniques de ligature des artères utérines ("triple ligature étagée") (11) : ces revues de la littérature compilent différentes techniques qui sont très différentes les unes des autres (B-Lynch, Cho, Pereira), les effectifs des études sont faibles, les séries sont très hétérogènes, et il n'existe souvent que peu d'informations concernant l'étiologie et la sévérité des HPP (8,11).

Quatrièmement, la "triple ligature étagée", tout comme les techniques de compression utérine, est une procédure simple, rapide, accessible à tout obstétricien (11,41).

En pratique, nous constatons à travers notre enquête que les techniques les plus utilisées en 1ère intention par les G-O et les internes ayant répondu à notre questionnaire sont les ligatures distales puisqu'ils sont 51% à s'en servir en 1er recours. Ils sont environ un tiers des praticiens et des internes à utiliser les techniques de cloisonnement utérin en 1ère intention.

b. En 2ème intention

Chez une patiente hémodynamiquement stable, jeune, nullipare, ayant un désir de grossesse ultérieure, il est possible de proposer une deuxième procédure conservatrice (plutôt qu'une hystérectomie d'hémostase). En effet, il semble que le devenir à court et long terme soit similaire que les patientes aient eu une embolisation isolée versus une embolisation associée à une ligature vasculaire (43), ou "une triple ligature étagée" versus "une triple ligature étagée" associée à un B-Lynch (23, 42, 43). En cas d'échec d'embolisation chez une patiente hémodynamiquement stable, nous privilégions donc "la triple ligature étagée". En cas d'échec de la "triple ligature étagée" au décours d'une césarienne, autrefois, du fait du manque de données disponibles concernant le B-Lynch, nous privilégiions en 2ème intention la ligature des artères hypogastriques si le praticien maîtrisait la technique (42, 43). Aujourd'hui, depuis que nous avons montré que le B-Lynch avait une excellente efficacité (80%) pour une relative faible morbidité (8,3%) après échec des ligatures vasculaires (43), nous avons tendance à privilégier le B-Lynch en seconde intention.

Au total, ils ne sont que 21 praticiens (15%) et 14 internes (9%) à réaliser la séquence que nous privilégions c'est-à-dire la triple ligature puis le cloisonnement utérin.

Les praticiens utilisent le cloisonnement utérin surtout en 1ère intention (36%) et rarement en 2ème intention (17%).

Les praticiens comme les internes sont plus nombreux à réaliser en 2ème intention une ligature des artères hypogastriques (respectivement 31,5% et 42,3%) qu'une technique de cloisonnement utérin (respectivement 17,5% et 11,5%).

Il est à noter que l'équipe de Rouen à travers plusieurs publications (11, 35, 36, 40-42, 44) a largement diffusé dans la littérature internationale son schéma thérapeutique de prise en charge chirurgicale des HPP (ligatures distales puis proximales puis cloisonnement utérin et enfin hystérectomie d'hémostase). Ces publications ont pu influencer les choix des praticiens les ayant lues d'autant plus que peu d'équipes ont publié leur algorithme décisionnel dans la prise en charge chirurgicale des HPP.

III. Le tamponnement intra-utérin

Cette procédure est populaire dans les pays anglo-saxons et fait partie du traitement standard de l'HPP dans de nombreuses équipe anglo-saxonnes (7-10), alors qu'en France son utilisation est marginale (11, 12). Plusieurs auteurs ont décrit avec succès la mise en place en intra-utérin d'un ballon oesophagien (54) ou gastrique (55) de la sonde de Sengstaken–Blakemore, gonflé entre 50 et 300 ml d'une solution saline isotonique. D'autres type de ballons intra-utérins ont aussi été utilisés: Ballon de la sonde de Rush gonflé à 500 ml (56), ballon de la sonde de Foley gonflé entre 30 et 75 ml (57), voire l'utilisation de plusieurs sonde de Foley (58). Bakri et al. ont même conçu spécialement un ballon intra-utérin d'une capacité de 500 ml (59). L'avantage de la sonde de Sengstaken–Blakemore est que le ballon est de forme ovoïde proche de celle de l'utérus, qu'il est souple, peu traumatique, d'insertion intra-utérine facile. Gonfler le ballonnet de la sonde avec un volume de 250 ml semble être un bon compromis entre la nécessité de comprimer les faces internes de l'utérus et de minimiser le risque traumatique (rupture utérine). Séror et al. préconisent de dégonfler progressivement le ballonnet de la sonde en cas d'arrêt de l'hémorragie (12). Ce ballon intra-utérin a l'avantage de pouvoir être mis en place rapidement, par tout obstétricien, que l'accouchement ait eu lieu par voie basse ou par voie haute.

Doumouchtsis et al, fervents utilisateurs et défenseurs du ballon intra-utérin (9-10, 13), ont réalisé une revue de la littérature montrant que le taux d'efficacité de cette procédure pour contrôler l'HPP était de 84% (136/162) (Tableau 12), pour une morbidité nulle (aucune complication n'a été jusqu'à présent reportée) (8).

De plus, la mise en place de ballons intra-utérins dans l'attente d'un transfert pourrait être intéressante pour prévenir une éventuelle dégradation de l'hémodynamique de la patiente, ou apparition de troubles de l'hémostase (9, 11, 12). Par ailleurs, les ballons intra-utérins peuvent stopper l'HPP, et donc réduire le nombre d'embolisations à réaliser, une fois le transfert effectué (9, 11, 12).

Pourtant, ils sont 46% des praticiens et 69% des internes à penser que les techniques de tamponnement intra-utérin n'ont pas leur place dans la prise en charge de l'HPP. Ces techniques sont d'ailleurs rarement inscrites dans les protocoles de prise en charge de l'HPP (seulement dans 12% des cas). Les praticiens qui utilisent cette technique l'emploient en général pour 57% d'entre eux après échec du traitement médical. Il est aussi intéressant de constater que 54% des praticiens considèrent que les ballons intra-utérins ont leur place dans la prise en charge d'une HPP mais ils ne sont que 12% à déclarer que leur protocole prévoit l'utilisation éventuelle de cette technique.

Les conséquences à long terme des ballons intra-utérins sont totalement inconnues, ils sont 16 (5,6%) seniors et 12 internes (7,7%) à ne pas utiliser cette technique par crainte de favoriser la formation de synéchies, d'altérer la fertilité de la patiente.

Contrairement à d'autres auteurs (8), nous ne sommes pas partisans de l'utilisation en première intention des ballons intra-utérins même si aucune complication maternelle sévère n'a été décrite avec cette procédure (7). En effet, les ballons intra-utérins n'ont été étudiés que chez 162 patientes, leurs conséquences à long terme (synéchie ?) sont totalement inconnues et le taux d'efficacité de cette procédure semble moindre que celui de l'embolisation (84,0% versus 92,1%).

Conclusion

Il apparaît après cette enquête qu'un nombre inquiétant de praticiens et d'internes déclarent ne pas maitriser suffisamment les techniques chirurgicales de prise en charge de l'HPP. Même des techniques d'apprentissage simple, facilement reproductible comme les techniques de ligatures distales ne sont pas maitrisés par plus d'un tiers des praticiens. La moitié des praticiens déclarent ne pas maitriser la technique de l'hystérectomie d'hémostase. Ces taux sont encore plus alarmants pour les internes en fin de cursus puisqu'ils sont 75 à 85% à déclarer ne pas maitriser ces techniques.

Pour les obstétriciens, la surspécialisation de la gynécologie-obstétrique, l'avènement de l'embolisation et aussi la possible amélioration de la prise en charge médicale de l'HPP peuvent expliquer ces chiffres. Pour les internes, il apparaît que leur formation chirurgicale est insuffisante.

Les praticiens privilégient en 1ère intention les techniques de ligature aux techniques de cloisonnement utérin et ont le plus souvent recours en 2ème intention à la ligature des artères hypogastriques.

Le tamponnement intra-utérin reste, quant à lui, une technique peu développée en France.

Références

1. Khan KS, Wojdyla D, Say L, Gülmezoglu AM, Van Look PF. WHO analysis of causes of maternal death: a systematic review. Lancet 2006;367:1066–1074.
2. Subtil D, Sommé A, Ardiet E, Depret-Mosser S. Hémorragies du post-partum : fréquence, conséquences en termes de santé et facteurs de risque avant l'accouchement. J Gynecol Obstet Biol Reprod 2004;33:4S9-16.
3. Cœuret-Pellicer M, Bouvier-Colle MH, Salanave B. Les causes obstétricales de décès expliquent-elles les différences de mortalité maternelle entre la France et l'Europe. J Gynecol Obstet Biol Reprod 1999;28:62-68.
4. Bouvier-Colle MH, Péquignot F, Jougla E. Mortalité maternelle en France: fréquence, tendances et causes. J Gynecol Obstet Biol Reprod 2001;30:768-75.
5. Sosa CG, Althabe F, Belizán JM, Buekens P. Risk factors for postpartum hemorrhage in vaginal deliveries in a Latin-American population. Obstet Gynecol 2009;113:1313-9.
6. Sentilhes L, Resch B, Gromez A, Clavier E, Ricbourg-Schneider A, Trichot C, Bouet PE, Catala L, Gillard P, Madzou S, Descamps P, Marpeau L, Sergent F. Traitements chirurgicaux et alternatives non médicales des hémorragies de la deliverance. Sous presse dans *Encyclopédie Médico-Chirurgicale.*
7. ACOG Practice Bulletin. Clinical management guidelines for obstetrician-gynecologists. Number 76, October 2006: postpartum hemorrhage. Obstet Gynecol. 2006;108:1039-47.
8. Doumouchtsis SK, Papageorghiou AT, Arulkumaran S. Systematic review of conservative management of postpartum hemorrhage: what to do when medical treatment fails. Obstet Gynecol Surv 2007; 62:540-7.
9. Doumouchtsis SK, Papageorghiou AT, Arulkumaran S. The surgical management of intractable postpartum hemorrhage. Acta Obstet Gynecol Scand 2009;88:489-90.
10. Doumouchtsis SK, Papageorghiou AT, Vernier C, Arulkumaran S. Management of postpartum hemorrhage by uterine balloon tamponade: prospective evaluation of effectiveness. Acta Obstet Gynecol Scand 2008;87:849-55.
11. Sentilhes L, Gromez A, Descamps P, Marpeau L. Why stepwise uterine devascularization should be the first-line conservative surgical treatment to control severe postpartum hemorrhage? Acta Obstet Gynecol Scand 2009;88:490-2.
12. Seror J, Allouche C, Elhaik S. Use of Sengstaken-Blakemore tube in massive postpartum hemorrhage: a series of 17 cases. Acta Obstet Gynecol Scand. 2005;/84:/660-4.
13. Condous GS, Arulkumaran S, Symonds I, Chapman R, Sinha A, Razvi K. The "tamponade test" in the management of massive postpartum hemorrhage. Obstet Gynecol 2003;101:767–772.
14. Doumouchtsis SK, Papageorghiou AT. Managing massive postpartum haemorrhage. BJOG 2009 Nov; 116(12):1687-8.

15. Atlas de la démographie médicale en France. Situation au 1er janvier 2009. Conseil National de l'Ordre des Médecins. www.conseil-national.medecin.fr

16. AbdRabbo S. Stepwise uterine devascularization: a novel technique for management of uncontrollable postpartum hemorrhage with preservation of the uterus. AJOG 1994;171:694-700.

17. Sentilhes L, Gromez A, Clavier E, Resch B, Verspyck E, Marpeau L. Predictors of failed pelvic arterial embolization for severe postpartum hemorrhage. Obstet Gynecol 2009;113:992-9.

18. Sergent F, Resch B, Verspyck E, Marpeau L. Intractable postpartum haemorrhage: where is the place of vascular ligation, emergency peripartum hysterectomy or arterial embolization? Gynecol Obstet Fertil 2004;32:320-9.

19. Roman H, Sentilhes L, Cingotti M, Verspyck E, Marpeau L. Uterine devascularization and subsequent major intrauterine synechiae and ovarian failure. Fertil Steril 2005; 83:755-7.

20. Trichot C. Fertilité et devenir obstétrical des grossesses après ligature étagée des vaisseaux utérins dans les hémorragies du post-partum. Thèse de médecine. Université de Rouen, 22 septembre 2006.

21. Resch B, Sergent F, Blanc S, Baron M, Sentilhes L, Trichot C, Roman H, Diguet A, Verspyck E, Marpeau L. Comment je réalise…une ligature des artères utérines pour hémorragie de la délivrance. Gynecol Obstet Fertil 2008;36:88-89.

22. Tsirulnikov MS La ligature des vaisseaux utérins au cours des hémorragies obstétricales. J Gyn Obst Biol Reprod 1979;8:751-753.

23. Sentilhes L, Gromez A, Caroline Trichot, Aude Ricbourg-Schneider, Philippe Descamps, Loïc Marpeau. Fertility after B-Lynch suture and stepwise uterine devascularization. Fertil Steril 2009;91:934.e5-9.

24. Sentilhes L, Marpeau L, Descamps P. Does B-Lynch suture have hidden long-term effects? *Fertil Steril* 2010;94:e62.

25. Sentilhes L, Gromez A, Marpeau L. Fertility after pelvic arterial embolization, stepwise uterine devascularization, hypogastric artery ligation and B-Lynch suture. *Int J Gynaecol Obstet* 2010;108:249.

26. Penney G, Adamson L, Kernaghan D. Scottish Confidential Audit of Severe Maternal Morbidity. 2nd Annual Report 2004. Aberdeen, Scotland: Scottish Programme for Clinical Effectiveness in Reproductive Health, 2004.

27. Wohlmuth CT, Gumbs J, Quebral-Ivie J. B-Lynch suture: a case series. Int J Fertil Womens Med 2005;50:164-73.

28. Baskett TF. Uterine compression sutures for postpartum hemorrhage. Obstet Gynecol 2007; 110:68-71.

29. Joshi VM, Otiv SR, Majumder R, Nikam YA, Shrivastava M. Internal iliac artery ligation for arresting postpartum haemorrhage. BJOG 2007; 114:356-61.

30. Zanati J, Resch B, Roman H, Brabant G, Sentilhes L, Verspyck E, Henriet E, Sergent F, Houze de l'Aulnoit D, Marpeau L, Clavier E. Un cas de nécrose de fesse survenant après hystérectomie subtotale, ligature bilatérale des artères iliaques internes et embolisation pelvienne pour une hémorragie grave du post-partum. Sous presse dans J Gynecol Obstet Biol Reprod.

31. Salvat J, Schmidt MH, Guilbert M, Martino A. Ligatures vasculaires en obstétrique dans les hémorragies sévères de la délivrance: revue de la littérature J Gynecol Obstet Biol Reprod 2002;31:629-39.
32. Shellhaas CS, Gilbert S, Landon MB, Varner MW, Leveno KJ, Hauth JC, Spong CY, Caritis SN, Wapner RJ, Sorokin Y, iodovnik M, O'Sullivan MJ, Sibai BM, Langer O, Gabbe SG. The frequency and complication rates of hysterectomy accompanying cesarean delivery. Obstet Gynecol 2009;114:224-9.
33. Bai SW, Lee HJ, Cho JS, Park YW, Kim SK, Park KH. Peripartum hysterectomy and associated factors. J Reprod Med 2003;48:148-52.
34. Bodelon C, Bernabe-Ortiz A, Schiff MA, Reed SD. Factors associated with peripartum hysterectomy. Obstet Gynecol 2009;114:115-23.
35. Sentilhes L, Ambroselli C, Kayem G, Provansal M, Fernandez H, Perrotin F, Winer N, Pierre F, Benachi A, Dreyfus M, Bauville E, Mahieu-Caputo D, Marpeau L, Descamps P, Bretelle F, Goffinet F. Fertility and pregnancy following conservative treatment for placenta accreta. Sous presse dans *Hum Reprod.*
36. Sentilhes L, Ambroselli C, Kayem G, Provansal M, Fernandez H, Perrotin F, Winer N, Pierre F, Benachi A, Dreyfus M, Bauville E, Mahieu-Caputo D, Marpeau L, Descamps P, Goffinet F, Bretelle F. Maternal outcome after conservative treatment for placenta accreta: a multicenter retrospective study. *Obstet Gynecol* 2010;115:526-34.
37. Fernandez H, Pons JC, Chambon G, et al. Internal iliac artery ligation in post-partum hemorrhage. Eur J Obstet Gynecol Reprod Biol 1988;28:213–220.
38. Ledee N, Ville Y, Musset D, Mercier F, Frydman R, Fernandez H. Management in intractable obstetric haemorrhage: an audit study on 61 cases. Eur J Obstet Gynecol Reprod Biol 2001;94:189–196.
39. Nizard J, Barrinque L, Frydman R, Fernandez H. Fertility and pregnancy outcomes following hypogastric artery ligation for severe post-partum hemorrhage. Hum Reprod 2003; 18:844-8.
40. Resch B, Sergent F, Blanc S, Baron M, Sentilhes L, Trichot C, Roman H, Diguet A, Verspyck E, Marpeau L. Comment je réalise…une ligature des artères utérines pour hémorragie de la délivrance. Gynecol Obstet Fertil 2008;36:88-89.
41. Sentilhes L, Trichot C, Resch B, et al. Fertility and pregnancy outcomes following uterine devascularization for postpartum haemorrhage. Hum Reprod 2008;23:1087-92.
42. Sentilhes L, Gromez A, Razzouk K, Resch B, Verspyck E, Marpeau L. B-Lynch suture for massive persistent postpartum hemorrhage following stepwise uterine devascularization. Acta Obstet Gynecol Scand. 2008;16:1-7.
43. Sentilhes L, Kayem G, Descamps P. Factors associated with peripartum hysterectomy. Obstet Gynecol 2009; 114:927.
44. Gromez A. Etude du devenir maternel à court et long terme après embolisation artérielle pour hémorragie sévère de la délivrance: à propos de 101 cas. Thèse de médecine. Université de Rouen, 31 octobre 2008.

45. Sentilhes L, Gromez A, Clavier E, Resch B, Verspyck E, Marpeau L. Fertility and pregnancy following pelvic arterial embolization for postpartum haemorrhage. BJOG 2010; 117:84-93.
46. Lynch C, Coker A, Lawal AH, Abu J, Cowen MJ. The B-Lynch surgical technique for the control of massive postpartum hemorrhage: an alternative to hysterectomy? Five cases reported. BJOG 1997; 104:372-5.
47. Smith KL, Baskett TF. Uterine compression sutures as an alternative to hysterectomy for severe postpartum hemorrhage. J Obstet Gynaecol Can 2003;25:197–200.
48. Ouahba J, Piketty M, Huel C, Azarian M, Feraud O, Luton D, Sibony O, Oury JF. Uterine compression sutures for postpartum bleeding with uterine atony. BJOG 2007;114:619-22.
49. O'Leary JA. Uterine artery ligation in the control of postcesarean hemorrhage. J Reprod Med 1995;40:189–193.
50. Fahmy K. Uterine artery ligation to control postpartum hemorrhage. Int J Gynaecol Obstet 1987;25:363–367.
51. Joshi VM, Shrivastava M. Partial ischemic necrosis of the uterus following a uterine brace compression suture. BJOG 2004;111:279–280.
52. Treloar EJ, Anderson RS, Andrews HS, Bailey JL. Uterine necrosis following B-Lynch suture for primary postpartum hemorrhage. BJOG 2006;113:486-8.
53. Chan C, Razvi K, Tham KF, Arulkumaran S. The use of a Sengstaken–Blakemore tube to control post-partum hemorrhage. Int J Gynaecol Obstet 1997; 58: 251–2.
54. Katesmark M, Brown R, Raju KS. Successful use of a Sengstaken–Blakemore tube to control massive postpartum haemorrhage. Br J Obstet Gynaecol 1994; 101: 259–60.
55. Johanson R, Kumar M, Obhrai M, Young P. Management of massive postpartum haemorrhage: use of a hydrostatic balloon catheter to avoid laparotomy. BJOG 2001; 108: 420–2.
56. Marcovici I, Scoccia B. Postpartum hemorrhage and intrauterine balloon tamponade. A report of three cases. J Reprod Med 1999; 44: 122–6.
57. Bakri YN. Uterine tamponade-drain for hemorrhage secondary to placenta previa accreta. Int J Gynaecol Obstet 1992; 37:302–3.
58. Bakri YN, Amri A, Abdul Jabbar F. Tamponade-balloon for obstetrical bleeding. Int J Gynaecol Obstet 2001; 74: 139–42.
59. Condous GS, Arulkumaran S, Symonds I, Chapman R, Sinha A, Razvi K. The "tamponade test" in the management of massive postpartum hemorrhage. Obstet Gynecol 2003;101:767–772.

Tableau 1. Facteurs de risque et protecteur d'HPP (pertes sanguines estimées > 500 ml) et de l'HDD sévère (pertes sanguines estimées > 1000 ml) en analyse multivariée, et incidence de l'HDD pour ces facteurs de risque. D'après Sosa et al [5].

	HDD > 500 ml		HDD > 1000 ml	
	Incidence (%)	ORa (IC 95%)	Incidence (%)	ORa (IC 95%)
Rétention placentaire (inclus les placenta accreta/percreta)	33,3	6,02 (3,50–10,36)	17,1	16,04 (7,15–35,99)
Grossesse gémellaire	20,9	4,67 (2,41–9,05)	4,7	4,34 (1,46–12,87)
Macrosomie fœtale	18,6	2,36 (1,93–2,88)	4,9	3,48 (2,27–5,36)
Episiotomie	16,2	1,70 (1,15–2,50)	2,7	1,39 (0,85–2,31)*
Suture vaginale (épisiotomie, déchirure vaginale, déchirure périnéale du 1er, 2ème, 3ème ou du 4ème degré).	15,0	1,66 (1,11–2,49)	2,5	2,50 (1,87–3,36)
Extraction instrumentale	20,4	1,43 (1,09–2,49)	3,0	1,17 (0,45–2,85)*
Déchirure périnéale (du 3ème et 4ème degré)	24,1	1,23 (1,00–1,51)*	3,5	1,12 (0,80–1,56)*
Déclenchement (syntocinon/amniotomie et/ou prostaglandines).	10,6	1,25 (1,04–1,50)	1,9	2,00 (1,30–3,09)
Multipare (> 3 enfants)	5,9	0,75 (0,60–0,93)	1,2	0,81 (0,50–1,32)*
Prévention primaire de l'HPP	6,7	0,54 (0,39–0,75)	1,2	0,60 (0,35–1,00)*
Poids de naissance < 2500g	6,3	0,48 (0,36–0,64)	1,4	0,65 (0,36–1,17)*

Le terme prévention primaire de l'HPP correspond à l'association d'une administration de 5 UI d'oxytocine au dégagement des épaules, d'un clampage précoce du cordon et d'une traction contrôlée du cordon.
* Non significatif.
HDD: hémorragie de la délivrance.
ORa: Odds ration ajusté.
IC 95%: intervalle de confiance à 95%.

Tableau 2. Caractéristiques des praticiens.
(les données sont reportées en médiane+/- dérivation standard ou n (% ; écart-type)).

Caractéristiques	Total, N = 286
Sexe	
• Femme	100 (35 ; 29,4-40,8)
• Homme	186 (65 ; 59,2-70,6)
Age	44,94 +/- 10,5
• < 35 ans	25%
• entre 35 et 55 ans	50%
• > 55 ans	25%
Années d'exercice	15,46 +/- 11,73
• < 5 ans	25%
• entre 5 et 25 ans	50%
• > 25 ans	25%
Secteur d'activité	
• public	224 (78,3 ; 73,1-83)
• privé	34 (11,9 ; 8,4-16,2)
• public/privé	28 (9,8 ; 6,6-13,8)
Diplôme	
• DES G-O	217 (75,9 ; 70,5-80,7)
• Autres DES	2 (0,7 ; 0,1-2,5)
• CES	60 (21 ; 16,4-26,2)
• Médecin étranger PH	7 (2,4 ; 1-5)
Statut	
• CCA	44 (15,4 ; 11,4-20,1)
• PH	164 (57,3 ; 51,4-63,1)
• PUPH	26 (9,1 ; 6-13)
• Médecin étranger	4 (1,4 ; 0,4-3,5)
• Privé	31 (10,8 ; 7,5-15)
• Ne se prononce pas	17 (5,9 ; 3,5-9,3)
Domaine d'activité privilégié	
• Chirurgie	93 (32,5 ; 27,1-38,3)
• Obstétrique	156 (54,6 ; 48,6-60,4)
• Diagnostic prénatal	25 (8,7 ; 5,7-12,6)
• Procréation médicalement assistée	12 (4,2 ; 2,2-7,2)
Nombre de gardes par mois	4,47+/- 2,1
• < 3	25%
• entre 3 et 5	50%
• > 5	25%
Estimez-vous connaître la prise en charge médicale de l'hémorragie de la délivrance ?	
• Très bien	214 (74,8 ; 69,4-79,7)
• Bien	71 (24,8 ; 19,9-30,3)
• Partiellement	1 (0,3 ; 0-1,9)

Tableau 3. Caractéristiques des maternités.
(les données sont reportées en médiane+/- dérivation standard ou n (% ; écart-type)).

Caractéristiques	Total, N = 286
Niveau	
• I	54 (18,9 ; 14,5-23,9)
• II	99 (34,6 ; 29,1-40,4)
• III	133 (46,2 ; 40,3-52,1)
Nombre d'accouchement	2627 +/- 1329,1
• < 1600	25%
• 1600-3500	50%
• > 3500	25%
Obstétricien de garde sur place	
• Oui	236 (82,5 ; 77,6-86,7)
• Non	50 (17,5 ; 13,3-22,4)
Obstétricien d'astreinte en complément de l'obstétricien de garde	
• Oui	236 (45,1 ; 37,6-51,1)
• Non	157 (54,9 ; 48,9-60,8)
Taux de césariennes	19,11 +/- 3,42
• < 17%	25%
• 17-21%	50%
• > 21%	25%
Situation du centre d'embolisation	
• au sein de l'hôpital	145 (50,7 ; 44,7-56,6)
• < 20 km de l'hôpital	66 (23,1 ; 18,3-28,4)
• entre 20 et 50 km de l'hôpital	23 (8 ; 5,2-11,3)
• > 50 km de l'hôpital	62 (18,2 ; 13,9-23,1)
Situation du centre de transfusion	
• au sein de l'hôpital	159 (55,6 ; 49,6-61,4)
• < 20 km de l'hôpital	87 (30,4 ; 25,1-36,1)
• entre 20 et 50 km de l'hôpital	22 (7,7 ; 4,9-11,4)
• > 50 km de l'hôpital	18 (6,3 ; 3,8-9,8)
Existence d'un protocole écrit de prise en charge médicale de l'HPP	
• Oui	284 (99,3 ; 97,5-99,9)
• Non	2 (0,7 ; 0,1-2,5)
Existence d'un protocole écrit de prise en charge chirurgicale de l'HPP	
• Oui	171 (59,8 ; 53,9-65,5)
• Non	115 (40,2 ; 34,5-66,1)
La possibilité d'appeler un collègue est-elle indiquée de manière explicite dans votre protocole ?	
• Oui	136 (47,6 ; 41,6-53,5)
• Non	135 (47,2 ; 41,9-53,2)
• NSP	15 (5,2 ; 3-8 ,5)
Avez-vous toujours la possibilité d'appeler un collègue en cas de nécessité ?	
• Oui	279 (97,6 ; 95-99)
• Non	7 (2,4 ; 1-5)

Tableau 4. Caractéristiques des internes.
(les données sont reportées en médiane+/- dérivation standard ou n (% ; écart-type)).

Caractéristiques	Total, N = 156
Sexe	
• Femme	125 (80,1 ; 73-86,1)
• Homme	31 (19,9 ; 13,9-27)
Age	28,88 +/- 1,47
• < 28 ans	25%
• entre 28 et 30 ans	50%
• > 30 ans	25%
Semestre	8,11 +/- 1,23
• 7ème	37,8%
• 8ème	11,5%
• 9ème	35,9%
• 10ème	11,5%
Semestre(s) de chirurgie réalisé(s)	2,42 +/- 1,28
Remplacement en obstétrique	
• Oui	22 (14,1 ; 9,1-20,6)
• Non	80 (51,3 ; 43,2-59)
• Non concerné	54 (34,6 ; 27,2-42,6)
Nombre de gardes/mois	5,31 +/- 1,17
Nombre de gardes depuis le début de votre internat	196,26 +/- 84
L'HPP sévère nécessitant un traitement chirurgical est-il pour vous une situation:	
• Excessivement stressante	48 (30,8 ; 23,6-38,6)
• Stressante	107 (68,6 ; 60,7-75,8)
• Peu stressante	1 (0,6 ; 0-3,5)
• Absolument pas stressante	0
Un obstétricien senior est-il toujours de garde sur place lors de vos gardes ?	
• Oui	147 (94,2 ; 89,3-97,3)
• Non	9 (5,8 ; 2,7-10,7)
Vous considérez connaître le protocole de prise en charge médical d'hémorragie de la délivrance :	
• Complètement	81 (51,9 ; 43,8-60)
• Suffisamment	68 (43,6 ; 35,7-51,8)
• Insuffisamment	7 (4,6 ; 1,8-6)
• Pas du tout	0

Tableau 5. Connaissances théoriques des praticiens.
(les données sont reportées n (% ; écart-type)).

	OUI	NON
En théorie, connaissez-vous les techniques de cloisonnement utérin ?	167 (93,4 ; 89,8-96)	19 (6,6 ; 4-10,2)
En théorie, connaissez-vous la technique de ligature bilatérale des artères utérines ?	279 (97,6 ; 95-99)	7 (2,4 ; 1-5)
En théorie, connaissez-vous la technique de triple ligature selon Tsirulnikov ?	255 (89,2 ; 85-92,5)	31 (10,8 ; 7,5-15)
En théorie, connaissez-vous la technique de « stepwise uterine devascularisation » ?	89 (31,1 ; 25,8-36,8)	197 (68,9 ; 69,2-74,2)
En théorie, connaissez-vous la technique de ligature bilatérale des artères hypogastriques ?	278 (97,2 ; 94,6-98,8)	8 (2,8 ; 1,2-5,4)
En théorie, connaissez-vous la technique d'hystérectomie d'hémostase ?	284 (99,3 ; 97,5-99,9)	2 (0,7 ; 0,1-2,5)
En théorie, connaissez-vous les techniques de tamponnement intra-utérin (ballon, sonde, méchage) ?	246 (86 ; 81,4-89,8)	40 (14 ; 10,2-18,6)

Tableau 6. Connaissances théoriques des internes.
(les données sont reportées n (% ; écart-type)).

	OUI	NON
En théorie, connaissez-vous les techniques de cloisonnement utérin ?	154 (98,7 ; 95,4-99,8)	2 (1,3 ; 0,2-4,6)
En théorie, connaissez-vous la technique de ligature bilatérale des artères utérines ?	150 (96,2 ; 91,8-98,6)	6 (3,8 ; 1,4-8,2)
En théorie, connaissez-vous la technique de triple ligature selon Tsirulnikov ?	129 (82,7 ; 75,8-88,3)	27 (17,3 ; 11,7-24,2)
En théorie, connaissez-vous la technique de « stepwise uterine devascularisation » ?	23 (14,7 ; 9,6-21,3)	133 (85,5 ; 78,7-90,4)
En théorie, connaissez-vous la technique de ligature bilatérale des artères hypogastriques ?	146 (93,6 ; 88,5-96,9)	10 (6,4 ; 3,1-11,5)
En théorie, connaissez-vous la technique d'hystérectomie d'hémostase ?	150 (96,2 ; 91,8-98,8)	6 (3,8 ; 1,4-8,2)
En théorie, connaissez-vous les techniques de tamponnement intra-utérin (ballon, sonde, méchage) ?	119 (76,3 ; 68,8-82,7)	37 (23,7 ; 17,3-31,2)

Tableau 7. Pensez-vous qu'il est licite de ligaturer les ligaments lombo-ovariens pour contrôler chirurgicalement une HDD ?
(les données sont reportées n (% ; écart-type)).

Ligature lombo-ovariens	Seniors N = 286	Internes N = 156
Oui	36 (12,6 ; 9-17)	20 (12,8 ; 8-19,1)
Non	186 (65 ; 59,2-70,6)	104 (66,7 ; 58,7-74)
Ne se prononce pas	64 (22,4 ; 17,4-27,3)	32 (20,5 ; 14,5-27,7)

Tableau 8. Support(s) d'apprentissage des techniques dans la prise en charge des hémorragies de la délivrance utilisé(s) par les praticiens.
(les données sont reportées en n (% ; écart-type))

Supports	N (% ; écart-type)
Revues	172 (60,1 ; 54,2-65,9)
Livres	207 (72,4 ; 66,8-77,5)
Internet	124 (43,4 ; 37,5-49,3)
Cours	75 (26,2 ; 21,2-31,7)
CD-ROM/DVD	120 (42 ; 36,2-47,9)
Autres	53 (20,6 ; 16,1-25,8)

Tableau 9. Support(s) d'apprentissage des techniques dans la prise en charge des hémorragies de la délivrance utilisé(s) par les internes.
(les données sont reportées en n (% ; écart-type))

Supports	N (% ; écart-type)
Revues	49 (31,4 ; 24,2-39,2)
Livres	137 (87,8 ; 81,6-92,5)
Internet	64 (41 ; 33,2-49,2)
Cours	83 (53,2 ; 45,1-61,2)
CD-ROM/DVD	43 (27,6 ; 20,7-35,3)
Autres	22 (14,1 ; 9,1-20,6)

Tableau 10. Connaissances pratiques des praticiens sur leur niveau de maîtrise pour chaque technique.
(les données sont reportées n (% ; écart-type)).

Techniques	Total, N = 286
Considérez-vous maîtriser la technique de cloisonnement utérin ?	
• Complètement	58 (20,3 ; 15,8-24,4)
• Suffisamment	123 (43 ; 37,2-49)
• Insuffisamment	69 (24,1 ; 19,3-29,5)
• Pas du tout	36 (12,6 ; 9-17)
Considérez-vous maîtriser la technique de ligature bilatérale des artères utérines ?	
• Complètement	82 (28,7 ; 23,5-34,3)
• Suffisamment	109 (38,1 ; 32,5-44)
• Insuffisamment	69 (24,1 ; 19,3-29,5)
• Pas du tout	26 (9,1 ; 6-13)
Considérez-vous maîtriser la technique de triple ligature de Tsirulnikov ?	
• Complètement	64 (22,4 ; 17,7-27,7)
• Suffisamment	107 (37,4 ; 31,8-43,3)
• Insuffisamment	61 (21,3 ; 16,7-26,5)
• Pas du tout	54 (18,9 ; 14,5-23,9)
Considérez-vous maîtriser la technique de « stepwise uterine devascularisation » ?	
• Complètement	12 (4,2 ; 2,2-7,2)
• Suffisamment	27 (9,4 ; 6,3-13,4)
• Insuffisamment	32 (11,2 ; 7,8-15,4)
• Pas du tout	215 (75,2 ; 69,7-80,1)
Considérez-vous maîtriser la technique de ligature des artères hypogastriques ?	
• Complètement	43 (15 ; 11,1-19,7)
• Suffisamment	65 (22,7 ; 18-28)
• Insuffisamment	114 (39,9 ; 34,1-45,8)
• Pas du tout	64 (22,4 ; 17,7-27,7)
Considérez-vous maîtriser la technique de l'hystérectomie d'hémostase ?	
• Complètement	70 (24,5 ; 19,6-29,9)
• Suffisamment	82 (28,7 ; 23,5-34,3)
• Insuffisamment	132 (46,2 ; 40,3-52,1)
• Pas du tout	2 (0,7 ; 0,1-2,5)

Tableau 11. Connaissances pratiques des internes sur leur niveau de maîtrise pour chaque technique.
(les données sont reportées n (% ; écart-type)).

Techniques	Total, N = 286
Considérez-vous maîtriser la technique de cloisonnement utérin ?	
• Complètement	4 (2,6 ; 0,7-7,4)
• Suffisamment	37 (23,7 ; 17,3-31,2)
• Insuffisamment	81 (51,9 ; 43,8-60)
• Pas du tout	34 (21,8 ; 15,6-29,1)
Considérez-vous maîtriser la technique de ligature bilatérale des artères utérines ?	5 (3,2 ; 1-7,3)
• Complètement	28 (17,9 ; 12,3-24,9)
• Suffisamment	82 (52,6 ; 44,4-60,6)
• Insuffisamment	41 (26,3 ; 19,6-33,9)
• Pas du tout	
Considérez-vous maîtriser la technique de triple ligature de Tsirulnikov ?	
• Complètement	3 (1,9 ; 0,4-5,5)
• Suffisamment	21 (13,5 ; 8,5-19,8)
• Insuffisamment	71 (45,5 ; 37,5-53,7)
• Pas du tout	61 (39,1 ; 31,4-47,2)
Considérez-vous maîtriser la technique de « stepwise uterine devascularisation » ?	0
• Complètement	3 (1,9 ; 0,4-5,5)
• Suffisamment	7 (4,5 ; 1,8-9)
• Insuffisamment	146 (93,6 ; 88,5-96,9)
• Pas du tout	
Considérez-vous maîtriser la technique de ligature des artères hypogastriques ?	
• Complètement	0
• Suffisamment	8 (5,1 ; 2,2-9,9)
• Insuffisamment	72 (46,2 ; 38,2-54,3)
• Pas du tout	76 (48,7 ; 40,6-56,8)
Considérez-vous maîtriser la technique de l'hystérectomie d'hémostase ?	
• Complètement	0
• Suffisamment	34 (21,8 ; 15,6-29,1)
• Insuffisamment	89 (57,1 ; 48,9-64,9)
• Pas du tout	33 (21,2 ; 15-28,4)

Tableau 12. Connaissances pratiques des praticiens.
(les données sont reportées en médiane+/- dérivation standard ou n (% ; écart-type)).

	Réalisé seul		Réalisé aidé d'un autre senior		Vu faire		Jamais vu
	Oui	Combien ?	Oui	Combien ?	Oui	Combien ?	
Cloisonnement utérin	140 (49 ; 43-54,9)	2,68 +/- 4,59	50 (17,5 ; 13,3-22,4)	0,32 +/- 1,1	47 (16,4 ; 12,3-21,2)	0,33 +/- 0,99	74 (25,9 ; 20,9-31,4)
Ligature bilatérale des artères utérines	163 (57 ; 51-62,8)	4,12 +/- 6,99	48 (16,8 ; 12,6-21)	0,41 +/- 1,1	56 (19,6 ; 15,1-24,7)	0,53 +/- 1,76	43 (15 ; 11,1-19,7)
Triple ligature de Tsirulnikov	134 (46,9 ; 41-52,8)	2,74 +/- 5,87	44 (15 ; 11,4-20,1)	0,77 +/- 0,88	40 (14 ; 0,2-18,6)	0,25 +/- 0,96	90 (31,5 ; 26,1-37,2)
Stepwise utérine devascularisation	22 (7,7 ; 4,9-11,4)	0,52 +/- 3,8	6 (2,1 ; 0,8-4,5)	0,04 +/- 0,32	8 (2,8 ; 1,2-5,4)	0,03 +/- 0,24	251 (87,8 ; 83,4-91,3)
Ligature bilatérale des artères hypogastriques	93 (32,5 ; 27,1-38,3)	2,96 +/- 8,5	74 (25,9 ; 20,9-31,4)	0,66 +/- 1,5	73 (25,5 ; 20,6-30,1)	0,58 +/- 1,66	68 (23,8 ; 19-29,1)
Hystérectomie d'hémostase	154 (53,8 ; 47,9-59,7)	3,73 +/- 6,52	97 (33,9 ; 28,4-39,7)	1,15 +/- 2,27	53 (18,5 ; 14,2-23,5)	0,48 +/- 1,37	17 (5,9 ; 3,5-9,3)
Tamponnement intra-utérin	69 (24,1 ; 19,3-29,5)	0,95 +/- 2,8	16 (5,6 ; 3,2-8,9)	0,1 +/- 0,48	26 (9,1 ; 6-13)	0,16 +/- 0,73	179 (62,9 ; 56,4-68,2)

Tableau 13. Niveau de maîtrise pour chaque technique chez les praticiens se considérant serein dans la prise en charge d'une HDD.
(les données sont reportées en n (%))

Niveau de maîtrise / Technique	Complètement	Suffisamment	Insuffisamment	Pas du tout
Cloisonnement utérin	51 (31,7)	83 (51,6)	21 (13)	6 (3,7)
Ligature des artères utérines	76 (47,2)	70 (43,5)	12 (7,5)	3 (1,9)
Triple ligature de Tsirulnikov	60 (37,3)	77 (47,8)	15 (9,3)	9,5 (5,6)
Stepwise utérine devascularisation	11 (6,8)	23 (14,3)	14 (8,7)	113 (70,2)
Ligature des artères hypogastriques	41 (25,5)	56 (34,8)	51 (31,7)	13 (8,1)
Hystérectomie d'hémostase	68 (42,2)	60 (37,3)	33 (20,5)	0

Tableau 14. Calcul des moyennes et des médianes des techniques réalisées par les praticiens en fonction de leur niveau de maîtrise.
(les données sont reportées en moyenne +/- dérivation standard et en médiane (écart-type)).

Niveau de maitrise N réalisé	Complètement	Suffisamment	Insuffisamment	Pas du tout
Cloisonnement utérin	8,27 +/- 6,65	2, 33 +/- 2,71	0,014 +/- 0,12	0
	5 (3-10)	2 (0-3)	0 (0-1)	0
Ligature des artères utérines	4,1 +/- 3,7	2,8 +/- 3,32	0,27 +/- 0,9	0
	4 (1-5)	2 (0-4)	0	0
Triple ligature de Tsirulnikov	8,45 +/- 9,72	2,11+/- 2,88	0,16 +/- 0,55	0
	5 (3-10)	2 (0-3)	0	0
Stepwise uterine devascularisation	4,2 +/- 3,8	1,33 +/- 2,5	0,06 +/- 0,35	0,28 +/- 0,41
	4 (1-5,5)	0 (0-2)	0	0
Ligature des artères hypogastriques	13 +/- 17,05	4,1+/- 6,12	0,15 +/- 0,58	0
	9 (3-20)	3 (0-5)	0	0
Hystérectomie d'hémostase	9,12 +/- 7,87	5,1 +/- 6,9	3 +/- 3,43	0
	8 (4-10)	3 (2-5)	3 (3-3)	0

Tableau 15. Comparaison entre chaque technique considérées comme suffisamment maîtrisé par les praticiens.

	Cloisonnement utérin	LAU	TL	SUD.	LAH	Hystérect. d' hémostase
Cloisonnement utérin		P = 0,36	P = 0,26	P = 0,09	P = 0,18	p < 0,05
LAU	P = 0,36		P < 0,05	P < 0,05	P = 0,53	P <0,05
TL	P =0,26	P < 0,05		P < 0,05	P < 0,05	p < 0,05
SUD	P = 0,09	P < 0,05	P < 0,05		P < 0,05	p < 0,05
LAH	P = 0,18	P = 0,53	P < 0,05	P < 0,05		P < 0,05
Hystérect. d' hémostase	P < 0,05	P<0,05	P < 0,05	P < 0,05	P < 0,05	

Tableau 16. Connaissances pratiques des internes.
(les données sont reportées en médiane+/- dérivation standard ou n (% ; écart-type)).

	Réalisé seul		Réalisé aidé d'un senior		Vu faire		Jamais vu
	Oui Combien ?		Oui	Combien ?	Oui	Combien ?	
Cloi. Ut	3 (1,9 ; 0,4-5,5)	0,19 +/- 0,14	48 (30,8 ; 23,6-38,6)	0,86 +/- 1,66	75 (48,1 ; 40-56,2)	1,39 +/- 2,07	40 (25,6 ; 19-33,2)
LAU	1 (0,6 ; 0-3,5)	0,006 +/- 0,08	40 (25,6 ; 19-33,2)	0,73 +/- 1,86	76 (51,3 ; 43,2-59,4)	1,45 +/- 3,02	43 (27,6; 20,7-35,3)
TL	0	0	29 (18,6 ; 12,8-25,6)	0,47 +/- 1,31	59 (37,8 ; 30,2-45,9)	1,05 +/- 3,47	72 (46,2 ; 38,2-52,3)
SUD	0	0	2 (1,3 ; 0,2-4,6)	0,02 +/- 0,18	1 (0,6 ; 0-3,5)	0,05 +/- 0,64	155 (99,4 ; 96,5-100)
LAH	1 (0,6 ; 0-3,5)	0,006 +/- 0,08	19 (12,2 ; 7,5-18,4)	0,28 +/- 0,9	69 (44,2 ; 36,3-52,4)	1,04 +/- 1,93	69 (44,2 ; 36,3-52,4)
HystHemos	1 (0,6 ; 0-3,5)	0,006 +/- 0,08	20 (12,8 ; 8-19,1)	0,26 +/- 0,83	93 (59,6 ; 51,5-67,4)	1,19 +/- 1,35	44 (28,2 ; 21,3-36)
Tampon.IU	5 (3,2 ; 1-7,3)	0,07 +/- 0,41	20 (12,8 ; 8-19,1)	0,25 +/- 0,85	25 (16 ; 10,6-22,7)	0,19 +/- 0,48	109 (69,9 ; 62-76,9)

Tableau 17. Comparaison des caractéristiques des praticiens et des maternités entre les praticiens se considérant serein face à cette situation et les praticiens non sereins. (les données sont reportées en médiane+/- dérivation standard ou n(%)).

	Praticiens se considérant serein N= 161	Praticiens ne se considérant pas serein N= 125	P
Age	44,82 +/- 9,9	45,08 +/- 11,23	0,9
Sexe			
• Femme	128 (33)	58 (67)	<0,05
• Homme	33 (67)	67 (33)	
Années d'exercice	15,02 +/- 10,6	15,53 +/- 11,85	0,97
Secteur d'activité			
• Public	130 (81)	94 (75)	0,31
• Privé	15 (9)	19 (15)	
• Privé/public	16 (10)	12 (10)	
Diplôme			
• DES G-O	139 (86)	78 (62)	<0,05
• Autres DES	1 (1)	1 (1)	
• CES	18 (11)	42 (34)	
• Etranger	3 (2)	4 (3)	
Statut			
• CCA	20 (12)	24 (22)	<0,05
• PH	95 (59)	69 (56)	
• PUPH	23 (14)	3 (3)	
• Médecin étranger	0	4 (4)	
• Privé	13 (15)	18 (15)	
Domaine d'activité privilégié			
• Chirurgie	75 (47)	18 (14)	
• Obstétrique	69 (42)	87 (70)	<0,05
• DPN	9 (6)	16 (13)	
• PMA	8 (5)	4 (3)	
Niveau de la maternité			
• I	23 (14)	32 (26)	
• II	59 (37)	40 (32)	<0,05
• III	79 (49)	53 (42)	
Nombre d'accouchements	2645 +/- 1220,25	2604 +/- 1462,1	0,46
Nombre de gardes	4,17 +/- 1,99	4,85 +/- 2,17	0,048
Distance du centre d'embolisation			
• Au sein de l'hôpital	82 (51)	63 (50)	
• < 20 km	43 (27)	23 (18)	
• entre 20 et 50 km	12 (8)	11 (9)	0,22
• > 50 km	24 (14)	28 (23)	
La possibilité d'appeler un collègue est-elle indiquée de manière explicite dans votre protocole ?			
• Oui	83 (52)	53 (43)	
• Non	70 (48)	65 (57)	0,31

Tableau 18. Comparaison des caractéristiques des praticiens et des maternités entre les praticiens se considérant stressés face à cette situation et les praticiens non stressés.
(les données sont reportées en médiane+/- dérivation standard ou %).

	Praticiens se considérant stressés N= 253	Praticiens ne se considérant pas stressés N= 33	p
Age	45,01 +/- 10,63	44,36 +/- 9,66	0,87
Sexe			
• Femme	161 (64)	25 (76)	0,17
• Homme	92 (36)	8 (24)	
Années d'exercice	15,43 +/- 11,3	13,78 +/- 9,86	0,56
Secteur d'activité			
• Public	195 (77)	29 (88)	0,24
• Privé	32 (13)	2 (6)	
• Privé/public	26 (10)	2 (6)	
Diplôme			
• DES G-O	186 (73)	31 (94)	<0,05
• Autres DES	2 (1)	0 (0)	
• CES	59 (24)	1 (3)	
• Etranger	6 (2)	1 (3)	
Statut			
• CCA	41 (20)	3 (9)	0,27
• PH	143 (58)	21 (64)	
• PUPH	20 (9)	8 (24)	
• Médecin étranger	4 (1)	0 (0)	
• Privé	30 (12)	1 (3)	
Domaine d'activité privilégié			
• Chirurgie	76 (30)	17 (52)	<0,05
• Obstétrique	143 (56)	13 (39)	
• DPN	25 (10)	0 (0)	
• PMA	9 (4)	3 (9)	
Niveau de la maternité			
• I	49 (19)	6 (18)	
• II	93 (37)	6 (18)	0,07
• III	111 (44)	21 (64)	
Nombre d'accouchements	2610 +/- 1357,6	2755,76 +/- 1094,5	0,39
Nombre de gardes	4,56 +/- 2,1	3,79 +/- 1,98	<0,05
Distance du centre d'embolisation	126 (49)	19 (58)	
• Au sein de l'hôpital	57 (22)	9 (27)	
• < 20 km	22 (9)	1 (3)	0,31
• entre 20 et 50 km	48 (20)	4 (12)	
• > 5O km			
La possibilité d'appeler un collègue est-elle indiquée de manière explicite dans votre protocole ?			<0,05
• Oui	120 (47)	21 (64)	
• Non	133 (53)	12 (36)	

Tableau 18bis. Comparaison de la maitrise des techniques chirurgicales des praticiens entre ceux se considérant stressés face à cette situation et ceux ne se considérant pas stressés.
(les données sont reportées en médiane+/- dérivation standard ou %).

	Praticiens se considérant stressés N= 253	Praticiens ne se considérant pas stressés N= 33	p
Considérez-vous maîtriser la technique de ligature bilatérale des artères utérines ?			
• Complètement	61 (24)	21 (64)	
• Suffisamment	100 (39)	9 (27)	0,42
• Insuffisamment	66 (26)	3 (10)	
• Pas du tout	26 (11)	0	
Considérez-vous maîtriser la technique de cloisonnement utérin ?			
• Complètement	47 (19)	11 (33)	
• Suffisamment	104 (41)	19 (58)	<0,05
• Insuffisamment	68 (27)	1 (3)	
• Pas du tout	34 (13)	2 (6)	
Considérez-vous maîtriser la technique de triple ligature de Tsirulnikov ?			
• Complètement			
• Suffisamment	45 (18)	19 (57)	
• Insuffisamment	97 (38)	10 (30)	
• Pas du tout	58 (23)	3 (10)	0,3
	53 (21)	1 (3)	
Considérez-vous maîtriser la technique de « stepwise uterine devascularisation » ?			
• Complètement	6 (2)	6 (18)	
• Suffisamment	24 (9)	3 (10)	
• Insuffisamment	27 (11)	5 (15)	0,61
• Pas du tout	196 (78)	19 (57)	
Considérez-vous maîtriser la technique de ligature des artères hypogastriques ?			
• Complètement			
• Suffisamment	27 (11)	16 (49)	
• Insuffisamment	56 (22)	9 (27)	
• Pas du tout	108 (43)	6 (18)	<0,05
	63 (24)	2 (6)	
Considérez-vous maîtriser la technique de l'hystérectomie d'hémostase ?			
• Complètement			
• Suffisamment	127 (50)	5 (15)	
• Insuffisamment	50 (20)	20 (61)	
• Pas du tout	74 (29)	8 (24)	<0,05
	2 (1)	0	

Tableau 19. Techniques utilisées par les praticiens en 1ère, 2ème voire 3ème intention. (les données sont reportées n (% ; écart-type)).

Techniques	1ère intention	2ème intention	3ème intention
LAU ou TL ou stepwise	145 (50,7 ; 44,7-56,6)	111 (38,8 ; 33,1-44,7)	3 (1 ; 0,2-3)
LAH	35 (12,2 ; 8,7-16,6)	90 (31,5 ; 26,1-37,3)	74 (25,9 ; 20,9-31,4)
Cloisonnement utérin	103 (36 ; 30,4-41,9)	50 (17,5 ; 13,3-22,4)	21 (7,3 ; 4,6-11)
Hystérectomie	2 (0,7 ; 0,1-2,5)	32 (11,2 ; 7,8-15,4)	156 (54,5 ; 48,6-60,4)
Aucune, hystérectomie déjà faite		2 (0,7 ; 0,1-2,5)	32 (11,2 ; 7,8-15,4)

Tableau 20. Techniques paraissant les plus adaptées à la prise en charge chirurgicale des HDD par les internes en 1ère, 2ème voire 3ème intention.
(les données sont reportées n (% ; écart-type)).

Techniques	1ère intention	2ème intention	3ème intention
LAU ou TL ou stepwise	85 (54,5 ; 46,3-62,5)	56 (35,9 ; 28,4-44)	8 (5,1 ; 2,2-9,9)
LAH	21 (13,5 ; 8,5-19,8)	66 (42,3 ; 34,4-50,5)	40 (25,6 ; 19-33,2)
Cloisonnement utérin	50 (32,1 ; 24,8-40)	18 (11,5 ; 7-17,6)	17 (10,9 ; 6,5-16,9)
Hystérectomie	0	16 (10,3 ; 6-16,1)	77 (49,4 ; 41,3-57,5)
Aucune, hystérectomie déjà faite		0	16 (10,3 ; 6-16,1)

Schéma n°1. Algorithme des différentes séquences possibles pratiquées par les seniors lors de la prise en charge chirurgicale d'une hémorragie de la délivrance en considérant être devant une situation hémodynamiquement stable contrôlée par une équipe pluridisciplinaire (chirurgien et anesthésiste) chez une femme jeune avec désir de préserver la fertilité.
(les chiffres en noirs : n° de la voie utilisée, les chiffres en rouge : données n(%))

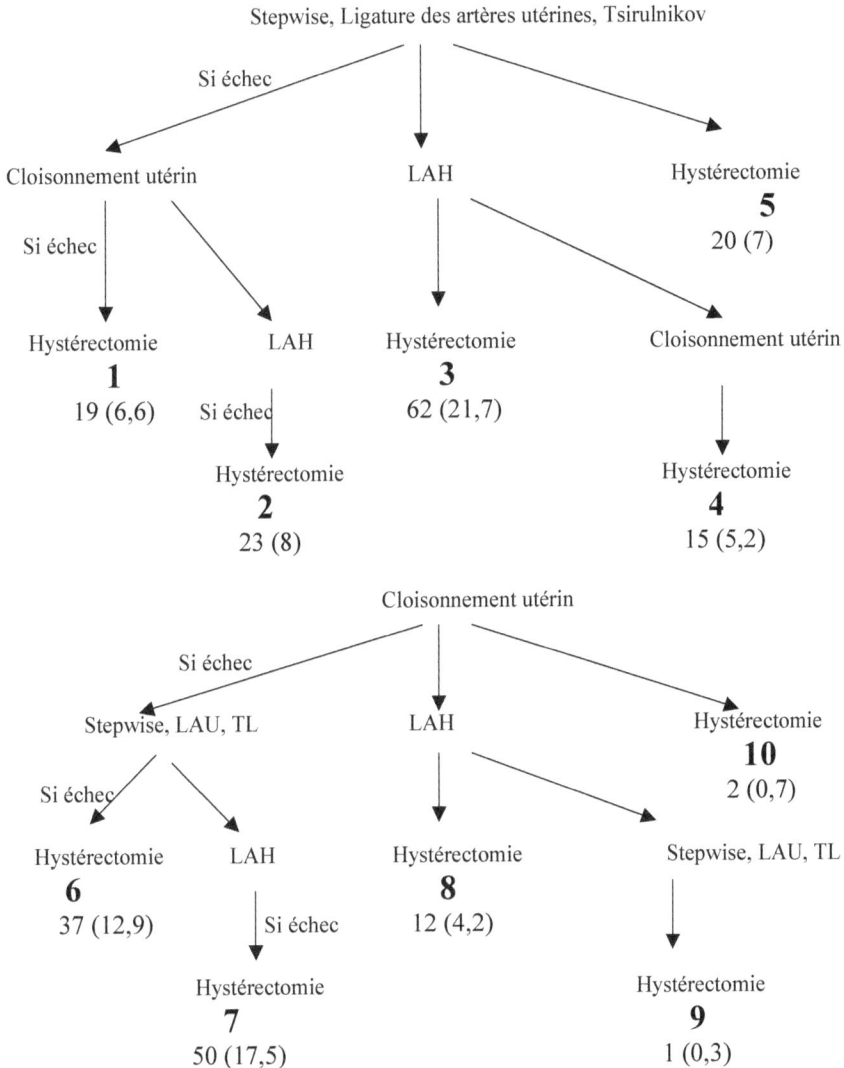

Stepwise, Ligature des artères utérines, Tsirulnikov

Si échec

Cloisonnement utérin

LAH

Hystérectomie
5
20 (7)

Si échec

Hystérectomie
1
19 (6,6)

LAH

Si échec

Hystérectomie
3
62 (21,7)

Cloisonnement utérin

Hystérectomie
2
23 (8)

Hystérectomie
4
15 (5,2)

Cloisonnement utérin

Si échec

Stepwise, LAU, TL

LAH

Hystérectomie
10
2 (0,7)

Si échec

Hystérectomie
6
37 (12,9)

LAH

Si échec

Hystérectomie
8
12 (4,2)

Stepwise, LAU, TL

Hystérectomie
7
50 (17,5)

Hystérectomie
9
1 (0,3)

Ligature des artères hypogastriques

Si échec

Cloisonnement utérin

Stepwise, LAU, TL

Hystérectomie
15
7 (2,4)

Si échec

Hystérectomie
11
6 (2,1)

Stepwise,
LAU, TL

Hystérectomie
13
5,2 (15)

Cloisonnement utérin

Si échec

Hystérectomie
12
2 (0,7)

Hystérectomie
14
5 (1,7)

Hystérectomie d'emblée
16
2 (0,7)

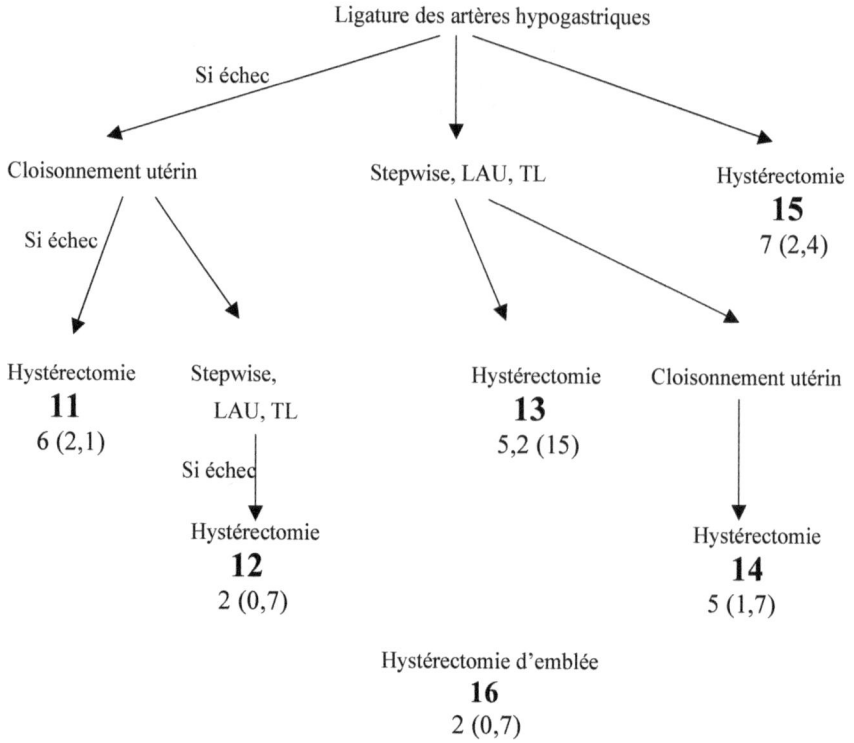

LAU : ligature bilatérale des artères utérines
LAH : ligature bilatérale des artères hypogastriques
TL : Triple ligature de Tsirulnikov

Schéma n°2. Algorithme des différentes séquences possibles pratiquées par les internes lors de la prise en charge chirurgicale d'une hémorragie de la délivrance en considérant être devant une situation hémodynamiquement stable contrôlée par une équipe pluridisciplinaire (chirurgien et anesthésiste) chez une femme jeune avec désir de préserver la fertilité.
(les chiffres en noirs : n° de la voie utilisée, les chiffres en rouge : données n(%))

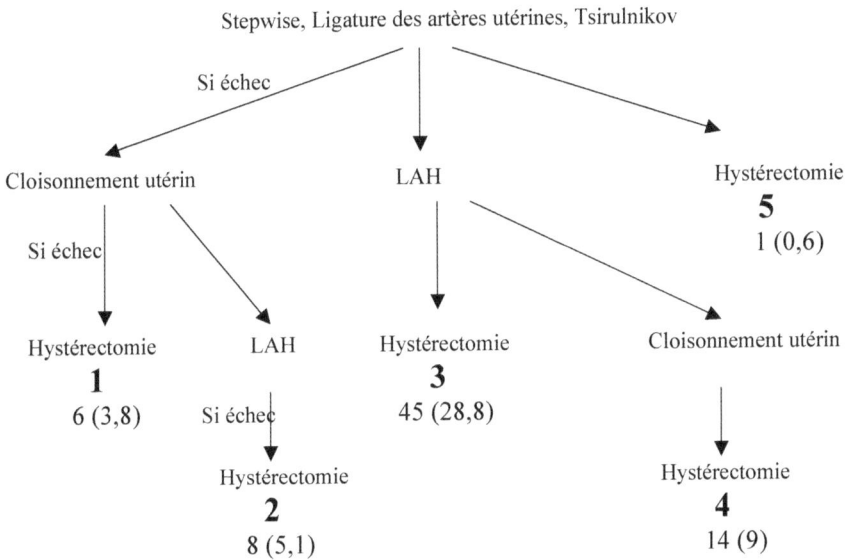

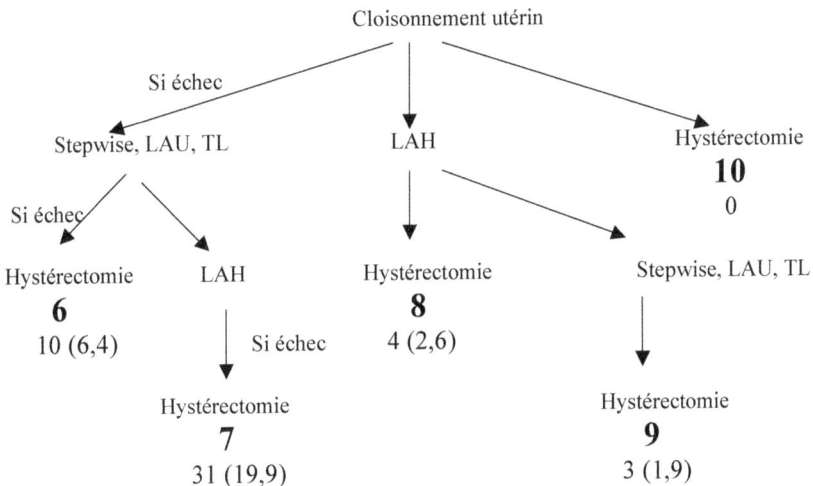

Stepwise, Ligature des artères utérines, Tsirulnikov

Si échec

Cloisonnement utérin → LAH → Hystérectomie **5** 1 (0,6)

Si échec

Hystérectomie **1** 6 (3,8)

LAH

Si échec

Hystérectomie **3** 45 (28,8)

Cloisonnement utérin

Hystérectomie **2** 8 (5,1)

Hystérectomie **4** 14 (9)

Cloisonnement utérin

Si échec

Stepwise, LAU, TL → LAH → Hystérectomie **10** 0

Si échec

Hystérectomie **6** 10 (6,4)

LAH

Si échec

Hystérectomie **8** 4 (2,6)

Stepwise, LAU, TL

Hystérectomie **7** 31 (19,9)

Hystérectomie **9** 3 (1,9)

Ligature des artères hypogastriques

Si échec

Cloisonnement utérin

Si échec

Stepwise, LAU, TL

Hystérectomie
15
1 (0,6)

Hystérectomie
11
1 (0,6)

Stepwise,
LAU, TL

Si échec

Hystérectomie
13
8 (5,1)

Cloisonnement utérin

Hystérectomie
12
2 (1,3)

Hystérectomie
14
3 (1,9)

Hystérectomie d'emblée
16
0

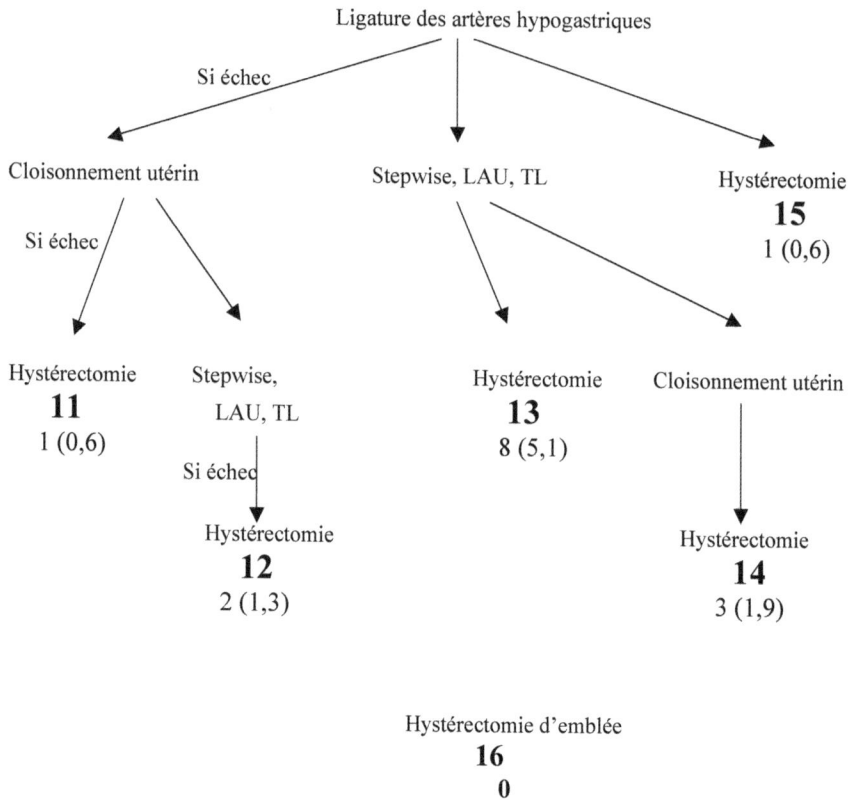

LAU : ligature bilatérale des artères utérines
LAH : ligature bilatérale des artères hypogastriques
TL : Triple ligature de Tsirulnikov

Tableau 21. Tamponnement intra-utérin vu par les seniors.
(les données sont reportées n (% ; écart-type)).

Est-ce que votre protocole de prise en charge de l'HPP prévoit de recourir si besoin aux techniques de tamponnement intra-utérin ?	OUI 35 (12,2 ; 8,7-16,6)	Après échec du traitement médical	20 (57,2 ; 54,3-60,1)
		Après échec de l'embolisation	5 (14,3 ; 10,6-18)
		Après échec du traitement médical et/ou de l'embolisation	10 (28,5 ; 22,6-34,4)
Pensez-vous que les techniques de tamponnement intra-utérin ont leur place dans la prise en charge de l'HPP ?	NON 133 (46,5 ; 40,6-52,5)	Efficacité non démontrée	38 (13,3 ; 9,6-17,8)
		Retard possible de mise en place d'autres procédures à l'efficacité démontrée	123 (43 ; 37,2-49)
		Conséquences à long terme inconnue (synéchies, fertilité)	16 (5,6 ; 3,2-8,9)

Tableau 22. Tamponnement intra-utérin vu par les internes.
(les données sont reportées n (% ; écart-type)).

Est-ce que votre protocole de prise en charge de l'HPP prévoit de recourir si besoin aux techniques de tamponnement intra-utérin ?	OUI 6 (3,8 ; 1,4-8,2)	Après échec du traitement médical	4 (66,7 ; 61,2-72,2)
		Après échec de l'embolisation	0
		Après échec du traitement médical et/ou de l'embolisation	2 (33,3 ; 30,4-34,2)
Pensez-vous que les techniques de tamponnement intra-utérin ont leur place dans la prise en charge de l'HPP ?	NON 107 (68,6 ; 60,7-75,8)	Efficacité non démontrée	37 (23,7 ; 17,3-31,2)
		Retard possible de mise en place d'autres procédures à l'efficacité démontrée	99 (63,5 ; 55,4-71)
		Conséquences à long terme inconnue (synéchies, fertilité)	12 (7,7 ; 4-13,1)

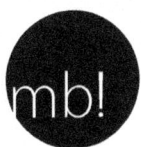

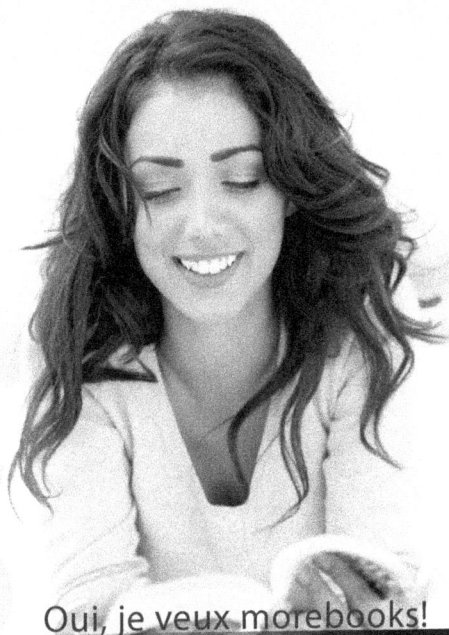

www.ingramcontent.com/pod-product-compliance
Lightning Source LLC
Chambersburg PA
CBHW021607210326
41599CB00010B/639